ゼロ からわかる

看護記録の書き方

成美堂出版

監修

天野 幹子 あまの みきこ

医療法人社団 宗仁会病院 看護部長

北海道生まれ。
北見赤十字高等看護学院、和光大学人文学部
人間関係学科卒業。赤十字看護大学大学院看
護学研究科看護学専攻修士課程修了。
1976年、北見赤十字病院勤務。以降、日本
赤十字社医療センター勤務（特別病棟ス
タッフ、混合病棟看護係長師長、消化器外科
病棟師長、健康管理センター師長、血液内科
病棟師長）、さいたま赤十字病院(看護副部長)
勤務を経て、2011年、医療法人社団宗仁会
病院 看護部長に就任。現在に至る。

STAFF

本文デザイン・DTP 大橋麻耶
イラスト Igloo*dining*
構成 末村成生
編集・執筆 （株）オフィスバンズ

はじめに

　IT社会における看護記録は、以前と変わらず重要必要事項です。紙カルテから電子カルテへの移行により、記録方法が文字の記入から入力作業に替わったことは、文字入力作業のデメリットはともかく、医療従事者にとっては情報が同時に閲覧可能となり、発生現場で即入力され画面反映するメリットをもたらしました。

　一方、アセスメントや判断等の記入については、勤務終了後に多くの時間を費やしているのが実状です。その大きな理由として、電子カルテを見る医師側は入力内容に対して同時進行的に対処し、指示出しが加速度的に早まった結果、医療行為も増加していることが考えられます。

　看護記録に時間を取られ過ぎているという問題提起も、このような状況下では永遠に解消されないのかもしれません。なんといっても記録は、看護を行った事後に行うものだからです。たとえ画像等の利用により文字表現をしないで済むことが多くなったとしても、看護師の判断を文章化し記録することは（音声による記録になったとしても）避けられません。となると、「仕事時間が長くなる＝時間外が増加する」ことへの解決策は、今のところ存在しないということになります。

　実践した看護を記録として残すこと、看護師がどのように判断したのかについて具体的に記述することは、看護師の職務として重要であるばかりではありません。情報開示のニーズに耐えうる記録や、できるだけ簡潔明瞭に効率よく記録する努力を続けることは、看護の質を高めるためにも永遠の課題であり続けると思います。

　この本を手に取られた方々には、日常看護へのクールな問題意識を持つとともに、本書が具体的な看護活動・看護過程促進の一助となることで、看護の質の担保に繋がることを願っています。

医療法人社団 宗仁会病院　看護部長　天野幹子

この本の使い方

はじめまして。新人ナースのN子です。
憧れの看護師にはなれたものの、わからないことだらけで、いつも先輩たちに怒られたり、励まされたりしながら頑張っています。
今の最大の悩みは、看護記録がちゃんと書けないこと。
そこで、頼れるプリセプターのP子先輩に一から教えていただくことになりました。

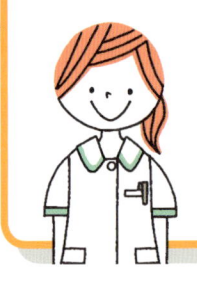

こんにちは。N子のプリセプター、P子です。
ナースになって5年が経ちました。
私も新人の頃は何をやっても失敗の連続でしたよ。でも、日々の実践を重ねて看護力がアップするに従い、看護記録の大切さを実感するようになったんです。
基礎からわかりやすく説明するので、ぜひ一緒に学んでください。

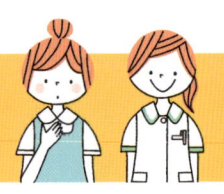

PROLOGUE
できるナースは看護記録の達人だったりもする

看護記録が苦手なナースの皆さん、肩の力を抜いてリラックスして読んでみてください。
「看護記録ってこういうことだったのか！」という気づきがあるはずです。

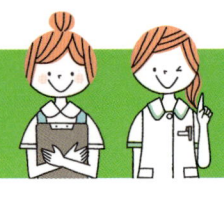

CHAPTER 1
看護記録のキホンを知る

看護記録の基礎知識をしっかり身につけます。看護記録の要素と書き方、看護過程との関係など、N子が新人目線で次々と素朴な疑問を投げかけ、P子がわかりやすく丁寧に答えます。

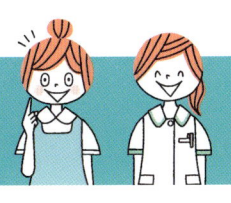

CHAPTER 2
適切に早く記録するコツ
を知る

看護記録のキホンがわかったところで、記録に対する苦手意識をなくし、短い時間で適切な記録が書けるテクニックを紹介していきます。ちょっとしたコツを知ることで、スラスラと記録が書けるようになるはずです。

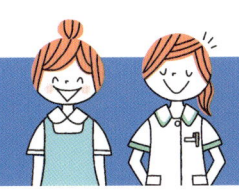

CHAPTER 3
書き方のツボ
を押さえよう

適切な看護記録を書くための表現方法やポイントの押さえ方を、具体的な文例をみながら添削形式で説明していきます。看護現場で記録を書く際の参考にしてください。

別冊
『看護記録がスラスラ書ける！　お役立ちBOOK』

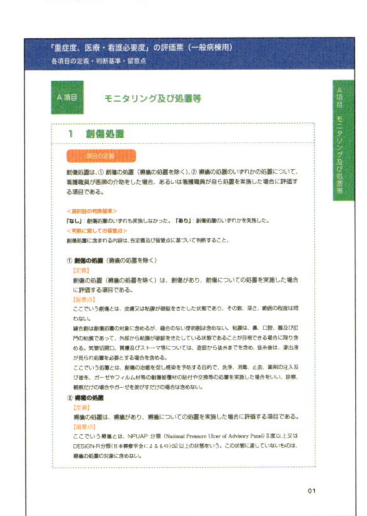 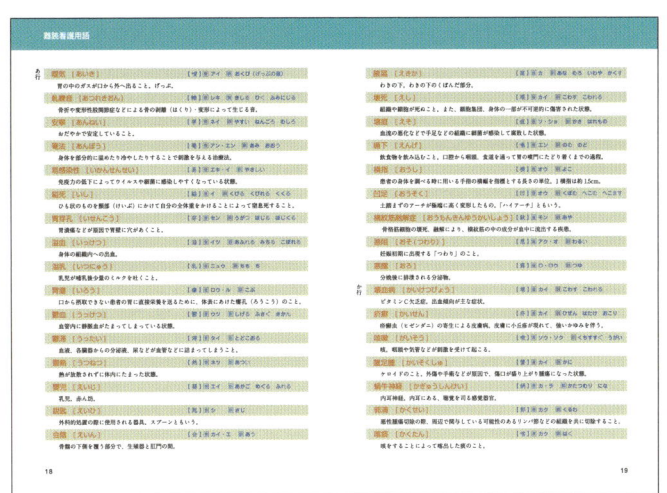

お役立ち 1
看護必要度に応じた記録を書くための「看護必要度・項目と定義」をまとめました。

お役立ち 2
看護記録で使われることの多い「難読看護用語」を集めました。用語の読み方と、読みにくい漢字の音訓がわかるので、入力時の手助けにもなります。

ゼロからわかる 看護記録の書き方 目次

CHAPTER 2
適切に早く記録するコツを知る

CHAPTER 3
書き方のツボを押さえよう … 125

※本書は原則として2018年4月時点の情報に基づいて編集しています。

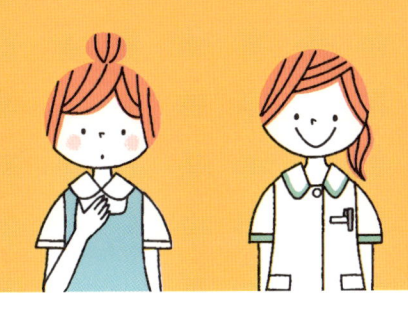

できるナースは
看護記録の達人
だったりもする

書けるナースは仕事も早い

 あら、今日も残業？　毎日遅くまで大変ね。

 私、看護記録が苦手で書くのがすごく遅いから、毎日残業になっちゃいます。たまには早く帰ってゆっくり寝たいです…。

 私も新人の頃は苦労したなあ。1日の大半は記録を書いている感じで、「これさえなければ…」と思ったものよ。

 先輩もそうだったんですね！　覚えなきゃいけない業務や勉強したいことがたくさんあるし、看護記録さえなければどんなにいいかって思っちゃいます。

 でもね、私は記録をうまく書けるようになったら、看護のスキルがすごく上がったの。

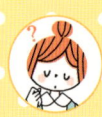 看護記録が苦ではなくなったということですか？

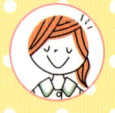 「なぜ看護記録が必要か？」を理解すると、何を書いたらいいかがみえてきます。書き方のポイントもわかってくるから楽に書けるようになるわ。

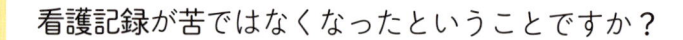

記録が楽に書けて、仕事も早くなる。
 私には夢のような話です！

看護記録はナースの思考過程である

 看護記録は、ナースの思考過程そのものなの。この思考過程を身につければ、看護業務も効率的になり、できるナースになれます。

ナースの思考過程って、どういうものですか？

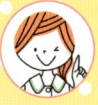 一言でいえば、**「看護過程」**ってことかな。

看護過程…。学生時代の苦い記憶がよみがえってくるような…。

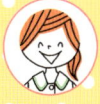 看護過程アレルギーってやつね。

これ、治りますかね？

看護過程を難しく考えないで

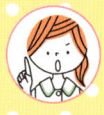 例えば、あなたのお母さんが「胃が痛い」と言い出したとします。そのとき、まず何を考える？

「変なもの食べたのかな？」とか「ストレス溜まっているのかな？」とかですね。

 まずは胃が痛む原因を探るよね。そのためには「何を食べたか」「悩み事はないか」などの情報が必要になってきます。

 うちのママ、生もので食当たりしやすいし、神経質で胃潰瘍にもなりやすいんですよ。

 はい。すでに**アセスメント**していますね。

 なるほど。確かにアセスメントだ。

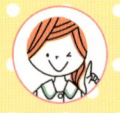 あなたのママにいろいろ聞いたら、何が原因か絞り込まれてくるはずです。

 う〜ん、私がこの間「仕事大変だからやめたい」と言ったせいで胃が痛くなったのかも。

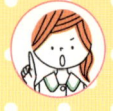 他の原因が考えられなかったら、問題は「娘の心配」ね。これが**看護診断**よ。

 ママの胃炎の原因は私だったのね。反省します…。

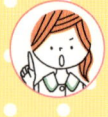 反省ばかりしてないで、どうしたら胃炎が治るかを考えなきゃ。

そうでした。**計画立案**しないといけませんね。

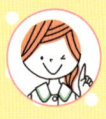 だんだんわかってきたみたいね。どんな計画を立てる？

ママを心配させないために、仕事に打ち込んで立派なナースになりま～す！

 あなたのママのために、具体的な計画を立てないとね。

まず、仕事ハリキッてるところを見せて安心してもらいます。それから看護記録を手早く書けるようにして帰宅時間も早くします。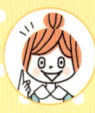

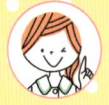 挫折しないように、しっかり行動に移してね。

はい。計画の**実施**ですね。

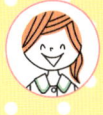 この看護過程の**評価**は、あなたの頑張りにかかっているわ。

がんばります！　でも、こう考えると私たちは無意識に看護過程のプロセスで考えたり行動していたんですね。

POINT! 無意識のうちに思考・行動している「看護過程」を意識化してみよう！

看護過程の思考の流れを意識する

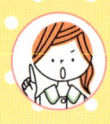

そう。だけど、無意識なのと意識的なのとでは大違い。**看護記録で思考過程をしっかり示すこと**は、看護過程を意識することから始まります。

アセスメント、看護診断、計画立案、実施、評価の流れを意識するということですね。

流れを意識するということは、「アセスメントに基づいた看護診断」、「診断で明らかになった問題を解決するための計画」というように、**論理的に考えていくこと**です。

いつも目先の作業をこなすことばかり考えて、流れを意識できてませんでした

全体の流れを意識すると、次に何をやるべきか自ずと決まってくるものよ。

この仕事は何のためにやるのか、をいつも考えないとだめですね。

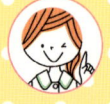

それじゃあ看護の仕事は、何のためにやる？

患者さんの健康状態をより望ましい方向に導くため、かな？

看護記録もここがスタートよ。患者さんの問題解決のために、看護の思考過程が伝わる記録の書き方を、これから勉強していきましょう。

はい。がんばります！

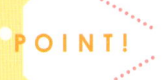
POINT! 全体の流れを意識して、「この仕事は何のためにやるか?」を論理的に考えてみよう！

看護過程と PDCA サイクルの関係

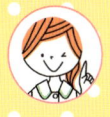
その前に、もうひとつだけ話しておくわ。PDCAサイクルって聞いたことあるでしょ？

はい。Plan（計画）、Do（実行）、Check（評価）、Action（改善）というサイクルを繰り返していくんでしたよね。

そう。目的を実現するための計画を実行したら、その効果を評価し、継続的に目的や計画の改善を行っていくという考え方です。

なんだか看護過程と似ていますね。
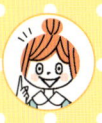

 看護過程と PDCA サイクルの関係はこんな感じかな？

看護過程	アセスメント・看護診断	計画立案	実施	評価
PDCAサイクル	Action（改善）	Plan（計画）	Do（実行）	Check（評価）

なるほど。PDCA っていろんな仕事に応用できるんですね。

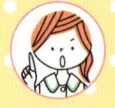 **どんな仕事も、目標達成（問題解決）を目的としています。** そのために情報収集して問題を明らかにし、問題解決に向けた計画を立てて実行し、解決できたかを確認する。もし十分な結果が出なかったら、改善策を考える。この繰り返しなんだよね。

ナースの仕事は患者さんの問題を解決すること。そのためのPDCAサイクルが看護過程、って感じですかね？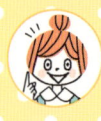

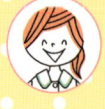 そういう風に考える習慣を身につけながら、看護記録の達人を目指すといいわ。

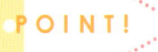 **POINT!** 問題解決に向けた「計画・実行・評価・改善」を常に意識してがんばろう！

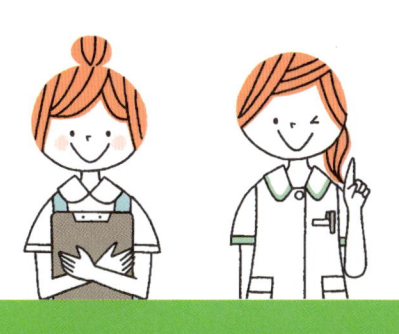

CHAPTER 1

看護記録の
キホンを知る

なぜ看護記録が必要なの？

3 POINTS!

- 看護で行ったこと、考えたことを客観的に説明するもの
- 医療チームの情報交換、ケア向上につながる
- 医療行為を証明する証拠書類となる

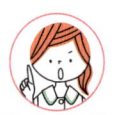 そもそも看護記録って誰のために書くと思う？

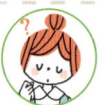 看護記録を読むのはナースや医師だから、**医療チームのため？**

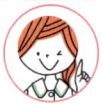 確かに、患者さんの情報をスタッフ間で共有するために看護記録は重要ね。でも、看護記録を**読むのは院内スタッフだけとは限らない**わよ。

 えっ？　病院関係者以外の人が読むことがあるんですか？

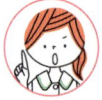 例えば**医療訴訟の際に、看護記録は重要な証拠の一つになる**わ。患者さん本人や家族から、看護記録の開示を求められることもあるわよ。

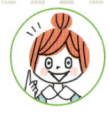 なるほど、**適切な看護を行った証明のため**にも、しっかり記録を残しておかないといけないですね。

 だから看護記録は、医療関係者はもちろんそれ以外の人にも**明確に伝わる内容が求められる**わけ。

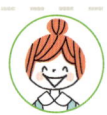 そう考えると、看護記録ってとても重要なものですね。

看護記録は看護実践の客観的な記録

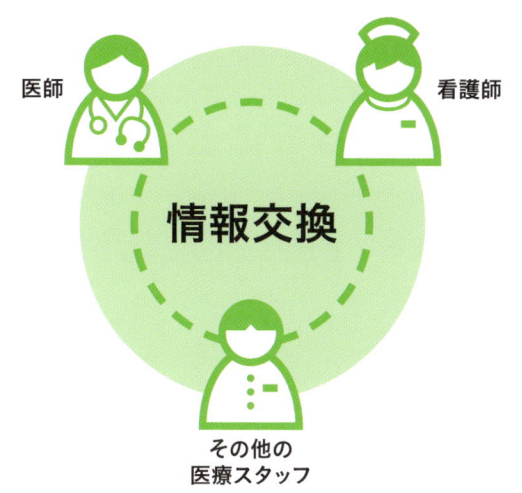

ナースが

行ったこと
（看護の実践）

考えたこと
（ケアの根拠）

の客観的な記録

看護記録とは、ナースが日々の業務で行ったこと（看護の実践）と、考えたこと（ケアの根拠）を客観的に記録したものです。
看護記録に求められる客観性は、次の二つの目的を満たすために必要です。

情報の「交換」と「開示」のために記録を取る

医師

看護師

情報交換

その他の
医療スタッフ

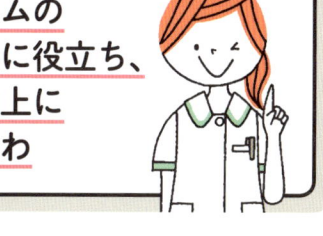

医療チームの
情報交換に役立ち、
ケアの向上に
つながるわ

看護記録は、医療チーム間の情報交換に欠かせません。誰が読んでもわかりやすい記述を心がけることで、ケアの向上につながります。

証拠書類にも
なるのね

患者や家族への説明、医療費請求や病院監査、医療訴訟の際に必要となる証拠としても、明晰な看護記録が求められます。

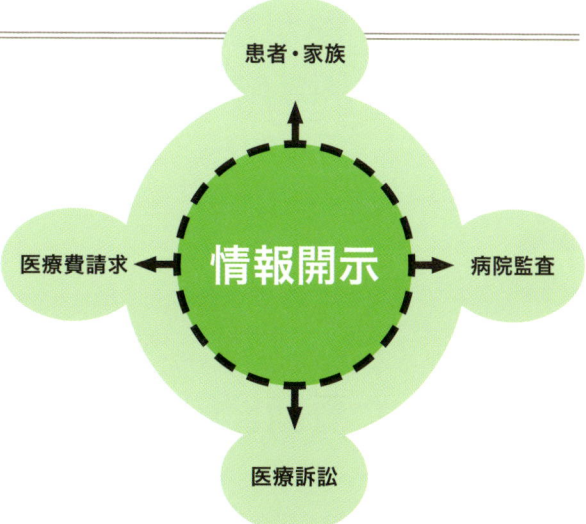

患者・家族

医療費請求

情報開示

病院監査

医療訴訟

2　看護記録は義務ではない？

3 POINTS!

- 看護記録は診療情報として開示を求められる
- 看護記録は訴訟の際の重要証拠となる
- 適切な根拠に基づいた看護記録が求められる

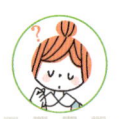　看護記録はナースの義務ではないって話を聞いたんですが、本当ですか？

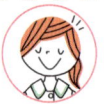　うーん、法律上はそう言えるわね。**看護記録には法的な規定がないから。**

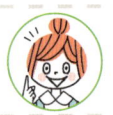　じゃあ、看護記録は**書かなくてもOKってこと？**

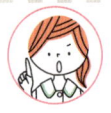　記録を書かないことで罰せられることはありません。でも、もし**医療訴訟を起こされたらどうする？**

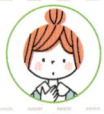　あっ、**看護した証拠がない…。**

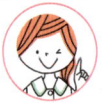　そう、**証拠がないとすごく不利になる**よね。記録に不備があると、看護が不適切と判断されても**「反論の余地なし」**ってことにもなりかねないわ。

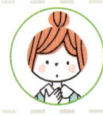　そうなったら大変だ！

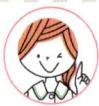　だから看護師は、自分たちの身を守るためにも**適切な根拠に基づいた看護記録を書く必要がある**の。

看護記録と法律の関係を知っておく

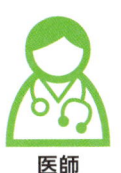
医師

診療録
医師法（第24条）

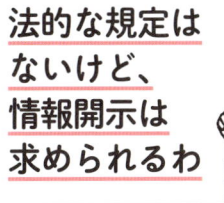
法的な規定は
ないけど、
情報開示は
求められるわ

助産師

助産録
保健師助産師看護師法
（第42条）

医師には診療録、助産師には助産録を記載する義務が法律によって定められていますが、看護師が記載する看護記録についての法的な規定はありません。しかし、厚生労働省の『診療情報の提供等に関する指針』には、「看護記録は診療記録の一部である」と定められていて、診療情報の提供（情報開示）を求められた際には応じなければなりません。

看護師

看護記録
法的規定ナシ

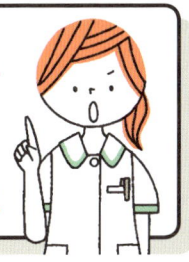
やっぱり
書かないと
ダメですね

情報開示には適切な記録内容が求められる

医療訴訟などで看護記録の開示を求められた際には、適切な看護が行われていたことを証明できなければなりません。そこで必要とされるのは、観察（患者の様子・容態）、行った処置やケアなどの客観的事実を時系列で示せること。さらにこれらが、適切な根拠やアセスメントに基づいていることを示す必要があります。

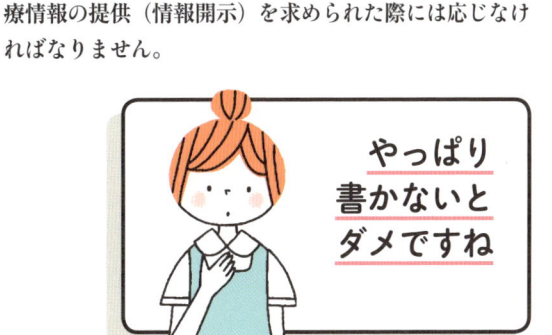

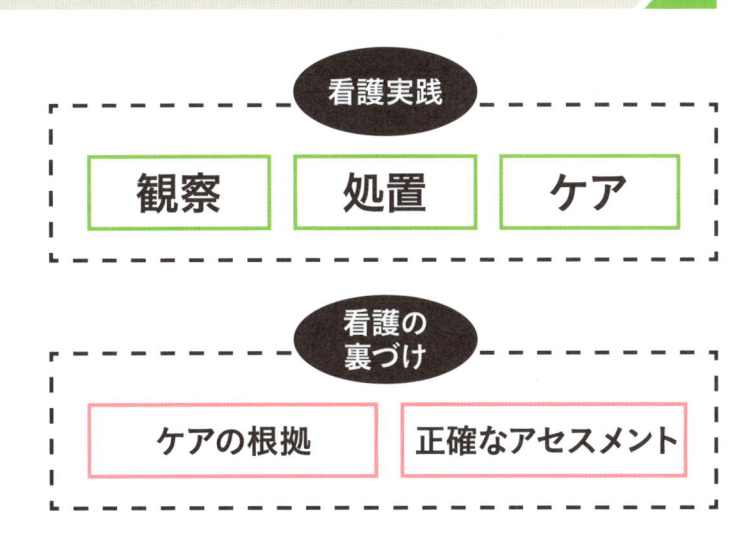

看護実践

| 観察 | 処置 | ケア |

看護の裏づけ

| ケアの根拠 | 正確なアセスメント |

3 看護記録には何を記録するの？

3 POINTS!

- 看護記録は「看護のプロセス」を記録したもの
- 看護記録には「アセスメント・看護診断・計画立案・実施・評価」が反映される
- 看護プロセスの中で記録をとらえると、役に立つ記録となる

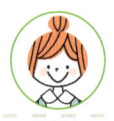 これまでの話で、看護記録の大切さが身にしみてきました。

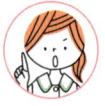 自覚が出てきたところで、基本を確認しておきます。**看護記録は何を記録したものだと思う？**

 **えっ？？？** 看護を記録したもの…じゃないかしら？

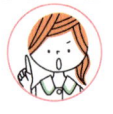 そのまんまでしょ！ 看護記録は**「看護のプロセスを記録したもの」**ととらえること。

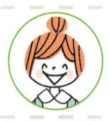 看護のプロセスって、もしかして**看護過程のことですか？**

 はい。**アセスメント・看護診断・計画立案・実施・評価の５段階**、学生のころに勉強したでしょう。

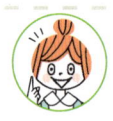 うわー、苦手でしたぁ。でも、**日常的な業務は看護過程そのもの**だなって、最近わかってきました。

 その通り。看護記録を看護過程という流れの中でとらえると、**単なる記録ではない役に立つ記録になる**のよ。

看護記録は看護過程の流れの中にある

看護過程（Nursing Process）は、看護問題を解決するためのプロセスです。看護記録は看護問題を論理的に解決し、より質の高い看護ケアを実現する流れの中でとらえるべきものです。

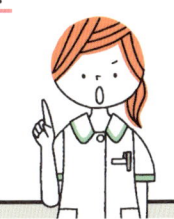

患者さんの状態は？
何が問題なの？
問題の原因は？
これからどうしたらいい？

看護記録は、このプロセスの中で記録されていくものなのね

アセスメント

患者さんに関する情報を集めて分析することで、看護問題を探っていきます。

評価

計画した看護目標の達成度を評価します。

看護過程

看護の質をより高めるために、アセスメントからのプロセスを何度も繰り返します。

看護診断

アセスメントで浮かび上がった問題を整理してリスト化します。

実施

決定した看護計画を実行に移し、実行したことを記録します。

計画立案

問題解決のために看護目標を設定し、具体的な看護計画を立てます。

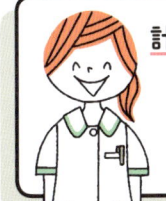

計画を常に検証し、工夫と改善を積み重ねよう

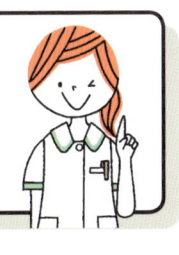

問題の優先順位を決めるのも大事

まずは POSを理解しよう

4

3 POINTS!

- POS を理解することで、記録は論理的で明確になる
- 基本姿勢は「患者中心の医療」
- 構成要素は「基礎情報・問題リスト・初期計画・経過記録・要約記録」

 看護過程の流れの中で記録するという話を聞いて、記録に残すべきことが少しはっきりしてきました。

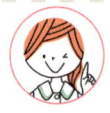 **看護過程の目的は看護問題を解決すること**。その記録は、論理的で明確じゃないとね。

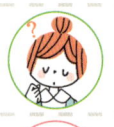 論理的な看護記録を書くコツってありますか？

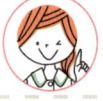 まずは、**POSの考え方を身につけること**。

 学生時代に勉強しました。患者さんの問題解決を論理的に進めていく考え方ですよね。

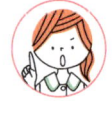 大事なことは、POSは患者さん中心の医療であるということ。単に病気を治すだけではなく、**患者さんの意思や生活の質をしっかり考えること**が求められるの。

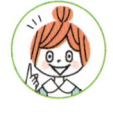 **患者さん中心に考えて、論理的に問題解決していく**ためにPOSを活用するんですね。

 まずは、5つの構成要素（基礎情報・問題リスト・初期計画・経過記録・要約記録）をざっくり把握してね。

POSによる記録が、医療の質を高める

POSによる記録（POMR）は、診療や看護ケアにおける思考にそったものとして記録されます。POS的思考によって、患者の問題解決を中心に、生活の質（QOL）を大切にした質の高いトータルケア（全人的ケア）を目指します。

POS (Problem Oriented System) の構成要素

基礎情報
（Data Base）
診断や治療方針を決定するうえで、最も基礎的な材料となる情報。

> **病歴**
> ・患者の生活像
> 　（生活や環境の状況）
> ・主訴・既往歴・家族歴
> ・器官ごとの病歴チェック

> **診察所見**
> 視診・聴診・打診・触診による所見

> **検査データ**
> 診察前のすべての検査データ

問題リスト
（Problem List）
患者の持つ問題が箇条書きにされた一覧表。

> **医学的問題**
> ・＿＿＿＿＿
> ・＿＿＿＿＿

> **精神的問題**
> ・＿＿＿＿＿
> ・＿＿＿＿＿

> **社会的問題**
> ・＿＿＿＿＿
> ・＿＿＿＿＿

初期計画
（Initial Plans）
患者の一つ一つの問題に対する計画。

> **診断計画**
> 診断のために疾患とその状態を確認するための計画

> **治療計画**
> 治療や必要とされるケアの計画

> **教育計画**
> 治療を円滑に行うための患者と家族への教育の計画

経過記録
（Progress Note）
患者の経過状況を残すための診療記録。

> **叙述的記録**
> 患者の問題ごとにSOAP形式で記載
> S：患者の主観的情報
> O：医師、看護師が得た客観的情報
> A：医師、看護師による評価（アセスメント）
> P：患者の診断、治療、教育計画

> **経過一覧表**
> 患者の経過をより明確に把握するための一覧表

要約記録
（退院時要約：Discharge Summary）
確定診断名、転帰、合併症、手術名、組織診断、入院経過抄録、退院時報告、指示などを確定診断名ごとに記載。

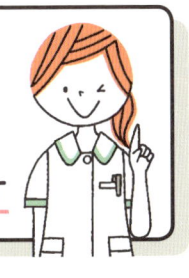

5つの要素に則って記録し、内容は常に監査・修正されます

5 看護過程とPOSの関係を知る

3 POINTS!

・看護過程の5段階とPOSの5要素は、同じ過程をたどる
・POSは看護過程を論理的で明確にする
・POSは看護過程の記録に適している

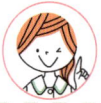 POS（5要素）を理解する際には、看護過程（5段階）を意識してね。

 ？？　それ、どういうことですか？

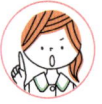 看護過程の「アセスメント」では、患者さんの情報を集めるよね。これをまとめたものがPOSの「基礎情報」です。

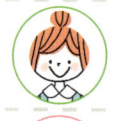 なるほど。他の要素も同じようにつながっているんですか？

 その通り。「看護診断」によって「問題リスト」がつくれるし、それぞれが同じように関係しているの。

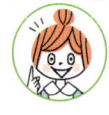 POSの構成要素は、看護過程の流れの中にピッタリはまっているということですね。

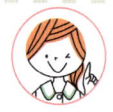 つまり看護過程とPOSは、患者さんの問題解決のために同じ過程をたどるわけ。

 看護過程の記録が看護記録なわけだから、POSを理解して記録すると論理的で明確な記録が残せるのですね。

看護過程とPOSは同じ過程をたどる

看護過程とPOSは、共に看護問題を解決するという目的のために同じ過程をたどります。POSは看護過程を論理的で明確なものとし、適切な記録を残すための考え方です。

看護過程		POS
アセスメント	**1** 患者の情報を集める 問題を見つける	基礎情報
看護診断	**2** 患者の問題を整理し明確化 問題を分析する	問題リスト
計画立案	**3** 問題解決のための計画を立てる 目標を設定する	初期計画
実施	**4** 計画を実行し経過を記録する 成果を検証する	経過記録
評価	**5** 計画目標の達成度を測定する	要約記録

POSは看護過程の記録に適している

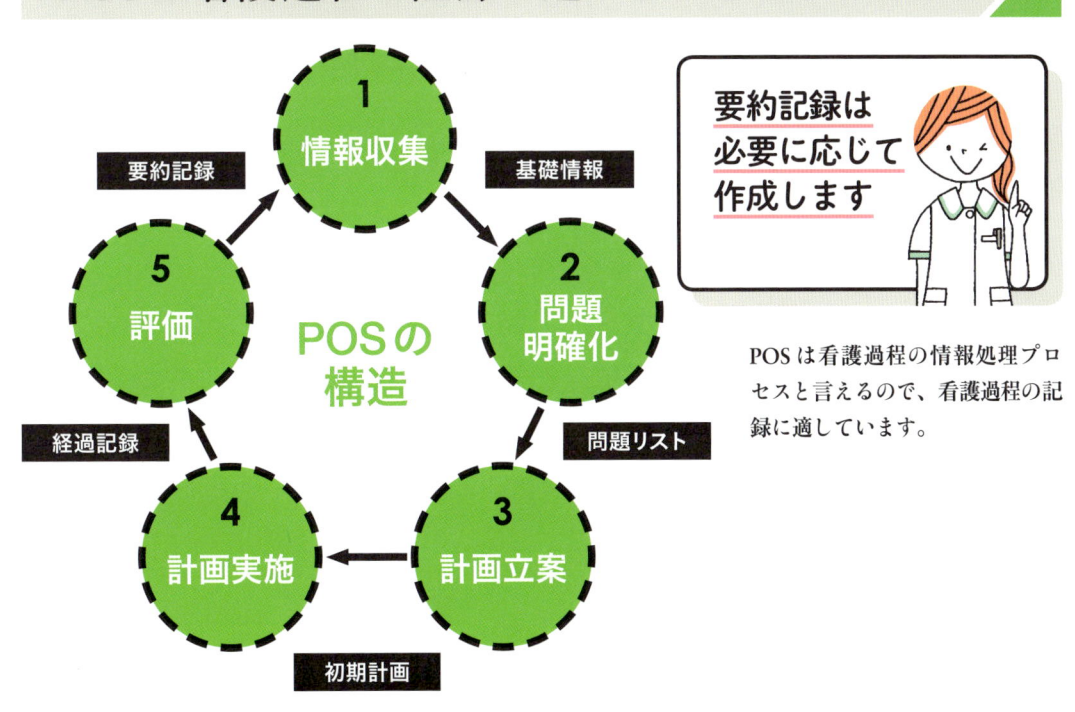

POSの構造

1 情報収集 → 基礎情報
2 問題明確化 → 問題リスト
3 計画立案 → 初期計画
4 計画実施 → 経過記録
5 評価 → 要約記録

要約記録は必要に応じて作成します

POSは看護過程の情報処理プロセスと言えるので、看護過程の記録に適しています。

6

看護記録の
要素を知ろう

3 POINTS!

- 看護記録には5つの要素（基礎情報・問題リスト・看護計画・経過記録・看護サマリー）がある
- 看護記録の構成要素はPOSと同じと考えてよい
- 構成要素を知ることが、適切な記録の第一歩

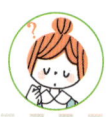 看護記録にも、POSのように決まった要素があるんですか？

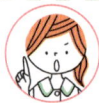 もちろん。一般的には、**基礎情報・問題リスト・看護計画・経過記録・看護サマリーの5つで構成**されています。

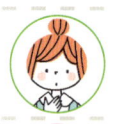 あら？　それってPOSの要素とほとんど同じなのでは？

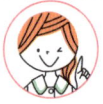 POSは医療全体を対象としたもので、その記録はPOMR（問題志向型診療記録）と呼ばれています。**POSによる看護記録はPONR**（問題志向型看護記録）といいますが、**考え方は同じ**なの。

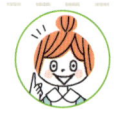 なるほど。**POSを理解していれば、看護記録もOK**ということですね。ところで、5つの要素はどこの病院でも同じなんですか？

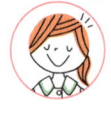 もちろん**病院によって記録形式は異なります**。でも、看護記録として残さなくてはならない要素は共通していると考えていいわね。

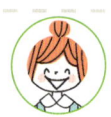 構成要素をしっかり把握しておけば、適切な記録が残せるわけですね。

看護記録は5つの要素で構成されている

記録要素のポイントをしっかり押さえておけば、病院によって異なる様々な記述方式に対応できる応用力が身につきます。

基礎情報

患者についての属性・個別的な情報。患者のプロフィール、入院までの経過、既往歴、患者や家族が感じている不安や問題など、医療行為を進めるうえで基礎となる情報。

問題リスト

患者が抱えている問題（心身機能や能力を妨げている要因）のリスト。患者の問題を明確に把握するためには、正確なアセスメント（患者の状態評価）が必要となる。

看護計画

患者が抱える問題を解決するために、個別的な看護ケア計画を記載したもの。標準看護計画を適用する場合も、患者の状況に合わせて個別性を考慮する。

経過記録

患者が抱える問題の経過、治療、処置、看護ケアなどを経時的に記録したもの。患者の問題がいかに変化したかを示し、看護計画の根拠となる。

看護記録

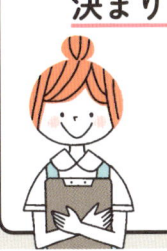

問題リストによって、看護の方針が決まります

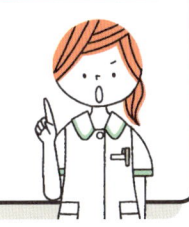

経過記録は看護が適切だったかの証拠となります

看護サマリー

患者の経過や看護のプロセスなどを簡潔に要約したもの。看護の評価、継続看護に必要な情報をまとめたもので、看護の引継ぎ資料にもなる。

7 基礎情報は
看護ケアの入り口

基礎情報　問題リスト　看護計画　経過記録　看護サマリー

3 POINTS!

- 入院までの経過と患者の主訴をまず把握
- 基礎情報を看護計画・実践に活かす
- 個人情報であることをしっかり認識

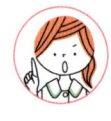 基礎情報では、**入院までの経過**と**患者さんの具体的な訴え**をまず把握しておきましょう。

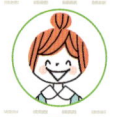 経過と訴えを把握すれば、**看護の方向性がみえ**ますね。

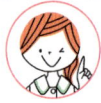 これらの情報は、**看護の計画と実践に直結**していきます。それから、患者さんの**健康状態もしっかりチェック**しないと。

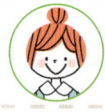 患者さんの**既往歴、家族歴も大事**ですよね。

 もちろんよ。これまで**どんな治療を行ってきたか、アレルギーや感染症があるか**どうかなども、看護ケアに不可欠な情報です。

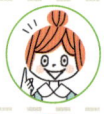 そう考えると、基礎情報は患者さんのプロフィールそのものですね。

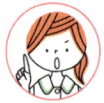 そう、つまりこれは**個人情報**なの。個人情報保護法の観点からは、**情報収集は必要最低限にとどめるべき**です。

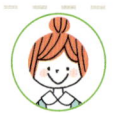 看護ケアに必要な情報に絞らないといけませんね。

基礎情報は看護ケアの入り口となる情報源

基礎情報は、患者（看護を必要とする人）に関する情報がまとめられたもの。看護ケアを計画する際の基礎となる情報源です。

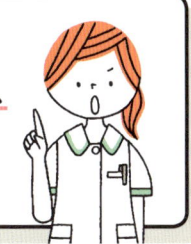

基礎情報によって、患者さんに必要なケア、問題を判別していきます

基礎情報の構成要素

属性	氏名、年齢、入院日、緊急連絡先など
これまでの健康に関する問題	入院までの経過、既往歴、家族歴、過去に行った治療、服用してきた薬剤など
患者の主訴	患者やその家族が感じている主観的な病状
健康状態	診察から得られる客観的な身体状況、病状
安全確保にかかわる情報	血液型、アレルギーや感染症の有無、痰づまり・褥瘡・転倒・転落などのリスク、痛み・しびれ・まひの有無など
インフォームドコンセントの内容と理解	患者が医師からどのような説明を受け、理解できているかの把握
看病人の情報	患者を支える家族や近親者などの情報
生活行動の自立度	患者の自立度に応じた日常生活に必要な支援など、看護必要度 ➡ P.86 に相当する情報
服用中の薬剤	服用中・使用中の薬剤に関する情報

「基礎情報＝個人情報」取り扱いは慎重に

基礎情報は、患者さんと家族など関係者の詳細な個人情報です。個人情報保護法の観点からは、やみくもに情報収集せずに、治療・看護に必要な情報のみに絞ります。基礎情報を集める際には、情報収集の目的を患者と家族に説明し、同意を得たうえで記載します。

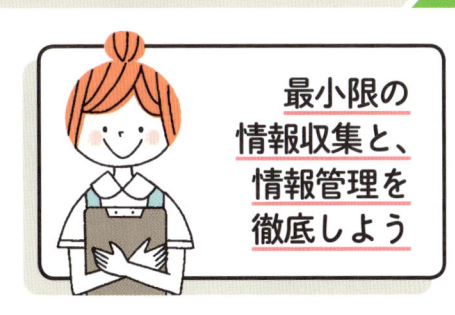

最小限の情報収集と、情報管理を徹底しよう

8 アセスメントの枠組みを知る

基礎情報　問題リスト　看護計画　経過記録　看護サマリー

3 POINTS!

・患者の問題は身体面だけではない
・全体的なアセスメントの枠組みを基準に情報収集する
・NANDA-I、ゴードンなどの枠組みを踏まえておく

 基礎情報の基本となる要素は紹介したけど、N子はこれだけの情報で看護計画を立てられるかな？

 う〜ん。患者さんの体のことは把握できるけど、**精神面や社会的問題なども押さえておきたい**です。

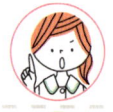 そこで大事なのが、**アセスメントの枠組み**です。

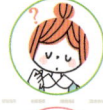 具体的にはどんなものですか？

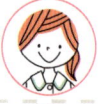 NANDAやゴードンによる枠組みがよく使われます。

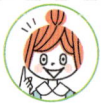 そういえば、**看護診断ではNANDAの診断名を使え**って習ったわ。

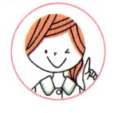 健康について、NANDAは13領域、ゴードンは11領域に分類しています。これらの領域は、**精神面や社会・環境面も含めた全体的なアセスメントの枠組み**となります。

アセスメントの枠組みを基準に情報収集する

アセスメントの枠組みとして、NANDA-I（北米看護診断協会インターナショナル）の13領域、ゴードンの11領域（機能的健康パターン）、ヘンダーソンの14領域（基本的ニード）などがあり、看護診断に使われている。

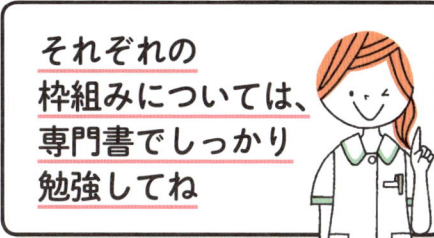

それぞれの枠組みについては、専門書でしっかり勉強してね

NANDA-Iの13領域

1	ヘルスプロモーション	患者自身による健康管理の自覚
2	栄養	食物・栄養素・水分の摂取・消化・吸収・代謝
3	排泄と交換	身体からの老廃物の分泌と排出
4	活動／休息	身体のエネルギー産生、保存、消費とそのバランス
5	知覚／認知	注意・見当識・感覚・認知・コミュニケーションなど体に備わった情報処理能力
6	自己知覚	自分についての知覚・評価・イメージ
7	役割関係	家庭や社会における人間関係や行動パターン
8	セクシュアリティ	性同一性、性的機能、生殖
9	コーピング／ストレス耐性	心身および環境ストレスへの対応力
10	生活原理	人生の価値観や信念
11	安全／防御	感染、身体損傷、免疫障害、環境リスクなどに対する安全確保
12	安楽	精神的、身体的、社会的な安心感
13	成長発達	年齢に即した心身の成長発達

※ 参考文献：『NANDA-I 看護診断 定義と分類 2018-2020 原書第 11 版』（医学書院）

ゴードンの11領域

1	健康知覚／健康管理	6	認知／知覚
2	栄養／代謝	7	自己知覚／自己概念
3	排泄	8	役割／関係
4	活動／運動	9	セクシュアリティ／生殖
5	睡眠／休息	10	コーピング／ストレス耐性
		11	価値／信念

「基礎情報」記録用紙の例

| 病棟 | 情報提供者(|) | 記録者(|) |

ふりがな 氏名 ___ 男・女	入院日: 年 月 日	独歩 車椅子
生年月日 M.T.S.H 年 月 日 歳	時間	ストレッチャー

現住所:	連絡先 ①氏名.................続柄.........TEL...............
	②氏名.................続柄.........TEL...............
TEL	③氏名.................続柄.........TEL...............
	④氏名.................続柄.........TEL...............

		アセスメント
I 健康認識・健康管理	診断名:	
	主訴:	
	入院目的:	
	入院までの経過	
	現在の病気について医師からの説明とそのとらえかた 医師: 本人: 家族(続柄):	
	既往歴:	
	入院までの使用薬剤:有・無	
	健康管理の方法: 有・無 酒(杯／日) タバコ(本／日) その他( )	
	特異体質:有・無	
	感染症:有・無 MRSA(＋ － 未検)検査日 ／ 部位 HB(＋ － 未検) HCV(＋ － 未検) ワ氏(＋ － 未検) その他	
II 栄養代謝	食事摂取状況 － 日常の食事形態:主食 御飯, 全粥, 5分粥, 3分粥, 重湯 副食 常菜, 軟菜, キザミ, ミキサー その他 .... 偏食:有・無............................	

氏名(　　　　　　　)

Ⅱ 栄養代謝	- 食欲：有・無 .... - 嚥下困難：有・無 .... - 摂取方法：経口，経管，その他 .... 水分摂取状況： .... 義歯：有・無（ 上，下，部分 ） 体重減少／増加：有・無　いつから.................どのくらい............... 入院時身長：..........cm　　　入院時体重：..........kg　　BMI：............ 皮膚の状態：有・無　部位 .... 　　　　　　　　　　状態 .... 通常の体温：.......................　　　　入院時体温：......................... その他の関連情報（血液データなど）
Ⅲ 排泄	排便パターン：　　　回／............日　性状....................最終排便　　／ - 問題：有・無 失禁，便秘，下痢，その他 .... - 便通の為に使用するもの：浣腸，下痢，坐薬，下痢止め(薬品名) 排尿パターン：　　　回／............日 夜間　　　回 - 問題：有・無 失禁，切迫尿，残尿感，排尿時痛，その他............. 腹部の問題：有・無 腹部膨満，腹部緊満，腸蠕動，その他 .... 発汗，寝汗，その他 .... その他の関連情報

NANDA13 領域やゴードン 11 領域などの、看護の視点でつくられたアセスメントの枠組みは、POS の基礎情報における患者プロフィールに対応するものです。多くの病院では、これらの枠組みをベースとした基礎情報記録用紙を独自に作成して活用しています。

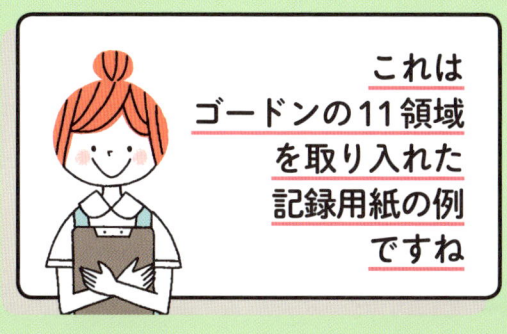

これは
ゴードンの11領域
を取り入れた
記録用紙の例
ですね

ゴードンの枠組みを
取り入れることで、
看護のために
より統合された
有用な基礎情報が
得られます

9 患者さんの問題点を見きわめよう

基礎情報　**問題リスト**　看護計画　経過記録　看護サマリー

3 POINTS!

・問題リストは適切な看護の出発点
・問題を見つけるための看護視点を把握する
・論理的な思考プロセスを身につける

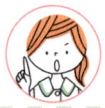 基礎情報を集めたら、次にそこから患者さんの問題点を抜き出します。

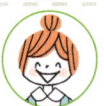 看護記録2番目の要素「問題リスト」ですね。

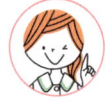 **問題リストは、看護記録の中で最も大切な要素**よ。
問題点のピントがずれていたら、適切な看護ができなくなるよね。

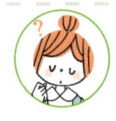 **スタートでつまずいたら、その後の看護も台無し**ってことか。ところで、正しい問題を見つけるコツはありますか？

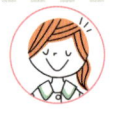 まずは、患者さんが苦痛に感じていることを把握して。それから、苦痛を取り除いて健康な生活に戻すために、クリアすべき問題を明らかにします。

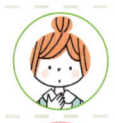 もう少し具体的にお願いします。

 まず、**気づいたことを並べてみる。**次に、**似た内容ごとに分類し、それぞれに名前をつけてまとめる。**
この思考パターンを身につけましょう。

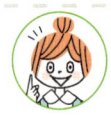 なるほど。看護知識と経験が問われますね。

問題を明らかにする看護視点を把握する

患者さんの問題を的確にとらえる際には、看護する立場からの一定の視点が必要です。看護視点の例として、アメリカ看護師協会による「看護介入の焦点となる事柄」が参考になります。

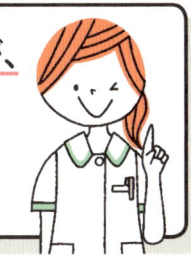

これらの焦点が、<u>看護視点の</u>
ポイントです

看護介入の焦点となる事柄

1	セルフケアの限界（日常生活における障害）
2	睡眠、呼吸、活動、栄養、血流などの循環、排泄、皮膚、性などの機能障害
3	痛みや不快感（だるさ、吐き気など）
4	病気や治療に関連した生命をおびやかす出来事
5	感情に伴う身体的な困難（表情や筋肉のこわばり、脈拍や呼吸の変化など）
6	不安感、喪失感、孤独感、悲嘆感などの感情的な困難
7	心理的な象徴機能のゆがみ（幻覚など）
8	自分で物事を決めたり選ぶ能力の欠如
9	健康状態によって生じる自己イメージの変化（例えば、病気であることから物事を悪い方向に考えてしまう）
10	健康について自分の状態を適切に把握できない
11	出生、成長・発達、死などライフプロセスに関する不安・緊張
12	親族や周囲の人間関係における問題

（アメリカ看護師協会の社会政策声明、1980年より　一部改変）

論理的な思考プロセスを身につける

患者さんの問題を明確にとらえるためには、論理的な思考プロセスをたどることが重要です。基礎情報を分析して統合するという流れで考えていきましょう。

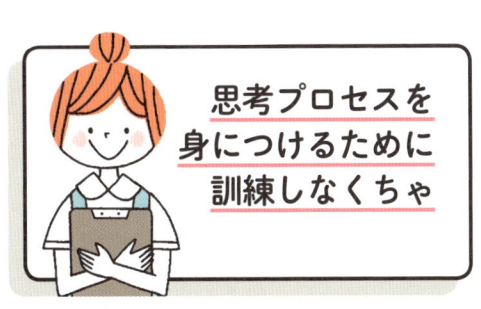

思考プロセスを
身につけるために
訓練しなくちゃ

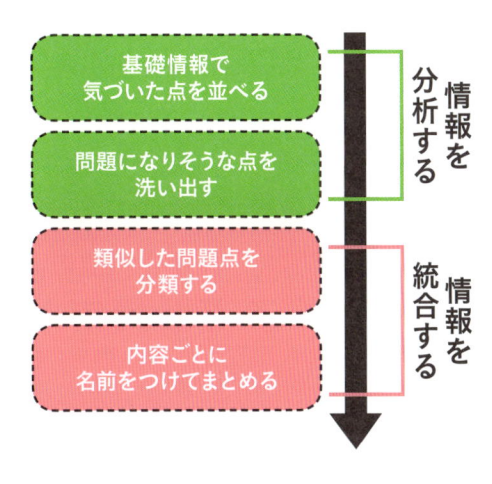

基礎情報で
気づいた点を並べる

問題になりそうな点を
洗い出す

情報を分析する

類似した問題点を
分類する

内容ごとに
名前をつけてまとめる

情報を統合する

10 問題リストの書き方を知ろう

基礎情報　問題リスト　看護計画　経過記録　看護サマリー

3 POINTS!

・優先順位の高い問題から「＃番号」をつける
・NANDA看護診断を使うことが多い
・看護で解決可能な問題のみを扱う

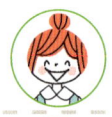 問題リストの具体的な書き方を教えてください。

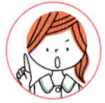 問題ごとに「＃1、＃2」と番号をつけて、**誰もが理解できる用語で簡潔に書くこと**が大事だわ。

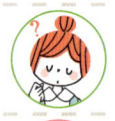 誰もが理解できる用語って？

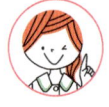 問題を表現する用語として、**NANDA看護診断を使う病院が多い**わね。

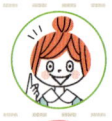 用語が統一されていれば、誤解されることも減りますね。

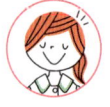 看護診断を活用することで、**記録が簡潔になり記入時間の短縮にもつながります。**

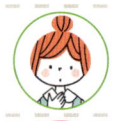 問題リストを書く際に、他に気をつけたいことはありますか？

 問題リストは優先順位の高い順に＃（ナンバー）をつけます。**問題はあくまで看護で解決可能なものだけ**にして、責任がとれない問題を挙げてはいけません。

NANDA 看護診断を活用する

NANDA 看護診断とは、北米看護診断協会 (North American Nursing Diagnosis Association) が提唱する看護診断です。患者さんの看護問題を診断する際に、看護師が個々の言葉を使うと混乱が生じるため、同一の診断のもと解釈を統一するために作られました。

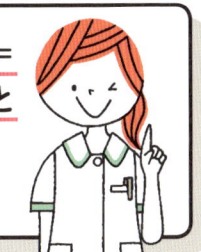

看護診断＝看護問題と考えてね

NANDA 看護診断の特徴

NANDA-I 分類法Ⅱ

＝

13の看護領域からなる **標準看護用語**

NANDAの長所
・患者の問題の共通認識となる
・看護実践の方向性が明確になる
・問題リストを効率的に書ける
・電子カルテに利用しやすい

NANDAの短所
・診断名が完璧に揃っているわけではない（定期的に改訂される）
・診断名がけっこう難解
・患者・家族には理解しがたい

問題リストの基本的な書き方

関係者の共通理解が得られる言葉で簡潔に！

問題リストは、優先順位の高い順に＃（ナンバー）記号と番号をつけます。現在進行形の問題と解決済みの問題欄にわけ、ケアの優先順位と問題解決の進捗を書き込んでいきます。細かいルールは病院によって異なるので、それぞれのルールに従いましょう。

記入日	問題		過去の問題	解決日
20XX.4.3	#1	転倒リスク状態 R/T 高齢による筋力低下		
	#2	口腔乾燥リスク状態	→解決	20XX.4.7
	#3	非効果的健康管理		
20XX.4.10	#4	椎間板の変性に関連した慢性疼痛		
	#5	疼痛による安楽障害		

11 問題の優先度はどう決める?

基礎情報　問題リスト　看護計画　経過記録　看護サマリー

3 POINTS!

- 問題の優先度はマズローの基本的欲求を目安に考える
- より生命にかかわる問題を優先する
- 患者さんが望むケアも考慮する

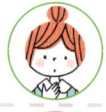 看護問題の**優先度を決めるのって難しい**ですよね。

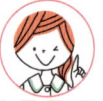 マズローやヘンダーソンの**「基本的欲求」を目安に**考えるといいわ。

 心理学者のマズローのことですね。

 そう。人間の欲求には、①生理的欲求②安全欲求③社会的欲求④尊厳欲求⑤自己実現欲求の５段階があり、ピラミッド型でイメージされます。

 **人の欲求の土台は生理的欲求**になっていますね。生きるために最低限必要な欲求ということでしょうか。

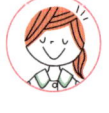 土台に近いほど命にかかわってくる。だから、問題が５段階のどこに当てはまるか考えて、**より生命にかかわる問題を優先**すればいいのよ。

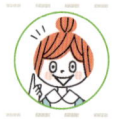 なるほど。そう考えると問題が整理されていきますね。

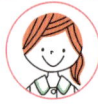 もちろん、**患者さんが望むケアが基本的に優先される**から、状況をみて判断してね。

看護問題はマズローの欲求5段階を目安に考える

心理学者マズローは、人間の欲求は5段階のピラミッドのように構成されており、低次の欲求が満たされることでより高次の欲求が生まれ、精神的安楽が得られると考えました。看護問題の優先順位は、マズローの欲求5段階に当てはめて考えることができます。

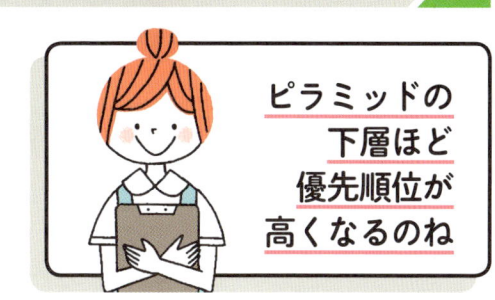

ピラミッドの
下層ほど
**優先順位が
高くなる**のね

マズローの欲求5段階

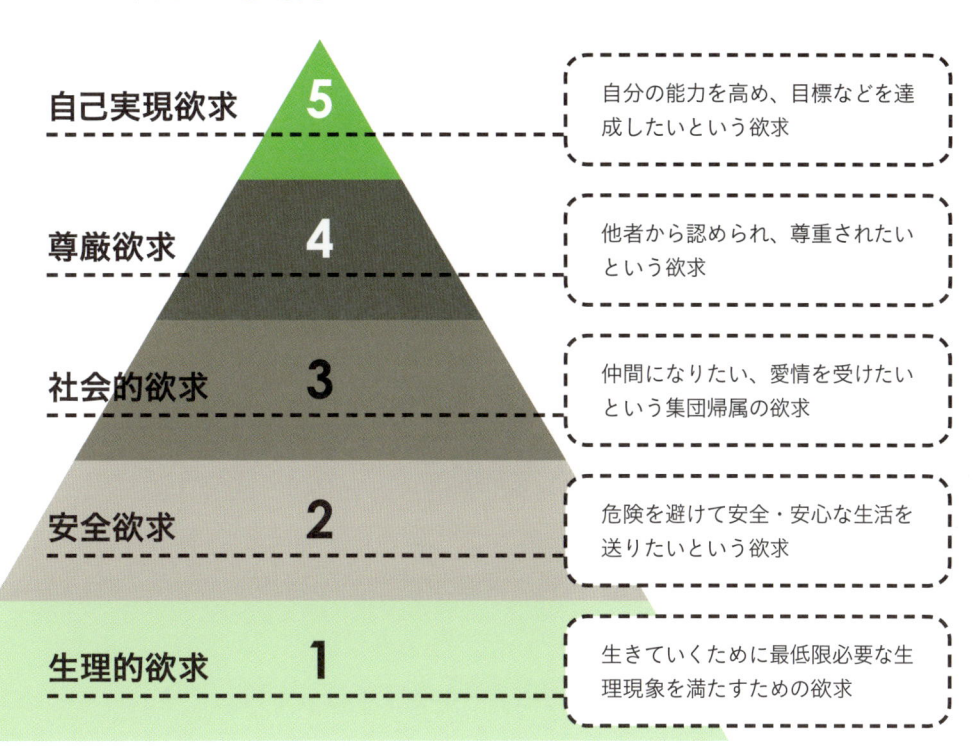

5	自己実現欲求	自分の能力を高め、目標などを達成したいという欲求
4	尊厳欲求	他者から認められ、尊重されたいという欲求
3	社会的欲求	仲間になりたい、愛情を受けたいという集団帰属の欲求
2	安全欲求	危険を避けて安全・安心な生活を送りたいという欲求
1	生理的欲求	生きていくために最低限必要な生理現象を満たすための欲求

患者さんの気持ちも考慮して優先順位を決める

問題リストの優先順位を決める際には、生理的な問題から優先していくことが基本です。ただし、症状の原因が精神的なものであったり、患者さんの強い希望がある場合、それも考慮に入れる必要があります。例えば、ターミナル期で完治の見込みのない場合では、治療よりも患者さんの人生観や尊厳を尊重して問題の優先順位を考えていきます。患者さんや家族がどんなケアを望んでいるかもしっかり把握しておきましょう。

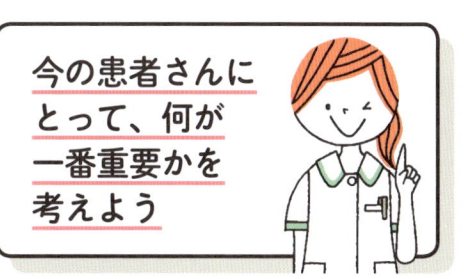

今の患者さんにとって、何が一番重要かを考えよう

12 ヘンダーソンの14項目を活用する

基礎情報　問題リスト　看護計画　経過記録　看護サマリー

3 POINTS!

- ヘンダーソンの14項目で優先度を判断できる
- 14項目はマズローの5段階と相関している
- 14項目の上位ほど優先度が高い

 マズローの5段階で大まかな整理ができるけど、**もう少し細かい基準があるといい**な。

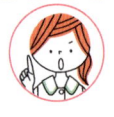 確かに。実際の看護問題は生理的欲求にかかわることが多いし、社会的欲求などは優先順位が明らかに低いことが多いよね。

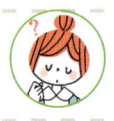 **生理的問題の優先順位**はどう考えたらいいですか？

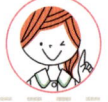 それならば、ヘンダーソンの基本的欲求を活用するといいわ。

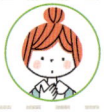 ヘンダーソンですか。これは14項目もあって難しそう。

 一見難しそうだけど、**14項目をマズローの5段階に分類して考える**と覚えやすいのよ。

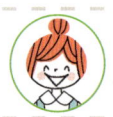 へぇー。ヘンダーソンとマズローはリンクしていたんですね。

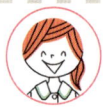 はい。14項目の上位7項目は生理的欲求、それ以下も**マズローの5段階の順に並んでいる**んです。

ヘンダーソンの14項目で優先順位を考える

アメリカの看護師ヘンダーソンは、人間が自立して生きるための基本的ニードが満たされていない患者さんに対して、看護師は必要な支援をしなければならないと説きました。この基本的ニードが、下の14項目にまとめられています。看護問題の優先度も、14項目の順に従って考えます。

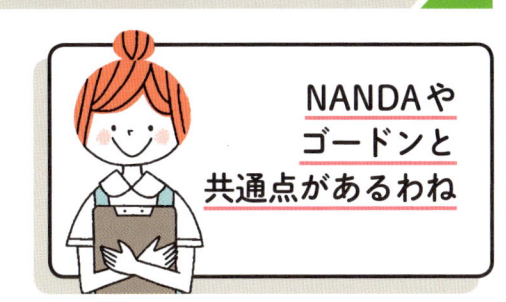

NANDAや
ゴードンと
共通点があるわね

ヘンダーソンの基本的欲求

	基本的欲求14項目	アセスメントのポイント	マズローの5段階
1	正常に呼吸する	・ガス交換が正常か ・安楽に呼吸できるか	生理的欲求
2	適切に飲食する	・必要な栄養が摂れているか ・食事に満足感があるか	
3	身体の老廃物を排泄する	・正常な排泄ができているか ・排泄物に異常はないか	
4	移動する・好ましい肢位を保持する	・適切な姿勢がとれているか ・よい姿勢を理解しているか	
5	睡眠・休息をとる	・十分な睡眠がとれているか ・睡眠パターンに変化はないか	
6	適当な衣服を選び、着脱する	・適切な衣類を身につけているか ・自力で身づくろいができるか	
7	衣類の調節・環境の調整により、体温を正常範囲に保持する	・体温が生理的範囲内であるか ・体温調整ができているか	
8	身体を清潔に保ち、身だしなみを整え、皮膚を保護する	・身体が清潔であるか ・身だしなみを心得ているか	安全欲求
9	環境の危険因子を避け、他者を傷害しない	・自力で環境調整ができるか ・自力で危険を察知できるか	
10	他者とのコミュニケーションを持ち、情動、ニード、恐怖、意見などを表出する	・自己の欲求を表現できるか ・他者と協調できるか	社会的欲求
11	自分の信仰に従って礼拝する	・宗教上の自由が満たされているか ・信仰に従った生活が送れているか	尊厳欲求
12	達成感のある仕事をする	・生産的な活動や仕事に携わることができるか ・仕事や自分の役割に満足できているか	自己実現欲求
13	遊びやレクリエーションに参加する	・遊びを通したレクリエーションにより満足感が得られているか	
14	正常な発達および健康を導くような学習をし、発見をし、あるいは好奇心を満足させる	・健康回復に向けての学習意欲があるか ・インフォームドコンセントが理解されているか	

13

計画は
どうやって立てるの？

基礎情報　　問題リスト　　**看護計画**　　経過記録　　看護サマリー

3 POINTS!

- まず看護目標を立てる
- 看護目標＝看護問題の解決
- 目標達成のために何をするかを計画する

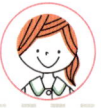 アセスメントに基づいた問題リストができたら、次は看護計画を立てます。

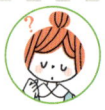 計画を立てるのって難しそう。**何から考えていいかわかりません**…。

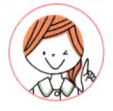 **まず看護目標を立てる**のよ。その目標を達成するためには、毎日どんな看護が必要になるかを考えて。

 なるほど。**毎日何をすればいいかを考えれば、それが計画になる**んですね。では、看護目標はどうやって決めればいいですか？

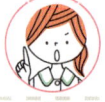 やれやれ、何のために問題リストをつくったの？

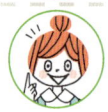 あ、そうか。**看護問題を解決するための目標を立てればいい**んですね。

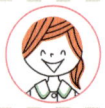 例えば「転倒しやすい」という問題がある患者さんの看護目標は？

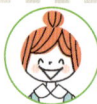 問題解決は「転倒しないこと」。これが目標になるんですね。

看護計画は、看護目標の立案から始まる

看護計画は、看護問題を解決するための計画です。「看護目標＝看護問題が解決した状態」と考えれば、問題リストからそれぞれの問題の看護目標がおのずと決まります。まず「看護問題」「看護目標」「看護計画」の関係性を把握することで、論理的に看護計画を立てていくことができます。

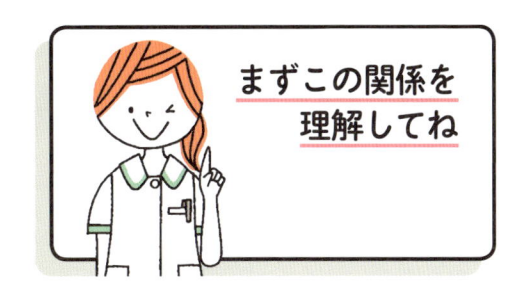

まずこの関係を
理解してね

「看護問題・看護目標・看護計画」の関係

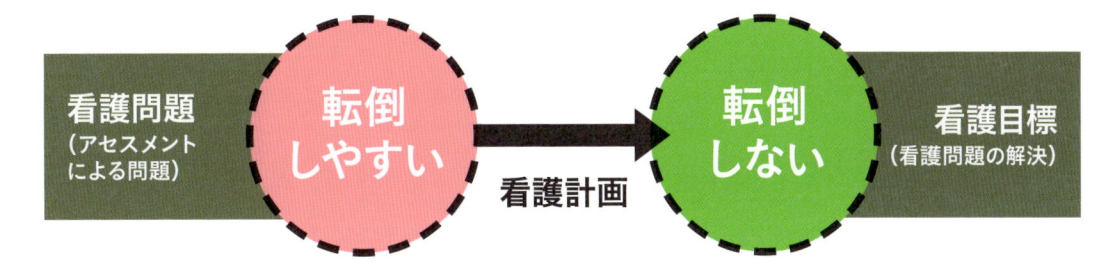

看護問題
（アセスメント
による問題）

転倒
しやすい

看護計画

転倒
しない

看護目標
（看護問題の解決）

看護目標は、大目標と小目標にわけて考える

看護目標は、大目標（長期的な目標）と小目標（短期的な目標）にわけて考えると、看護計画を立てやすくなります。小目標の解決を積み重ねることで、大目標の問題が解決します。

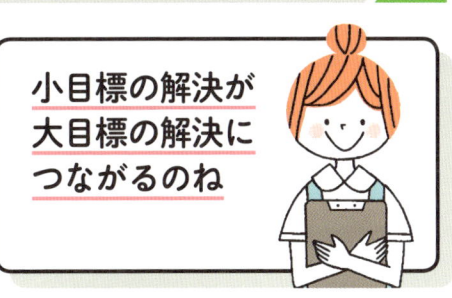

小目標の解決が
大目標の解決に
つながるのね

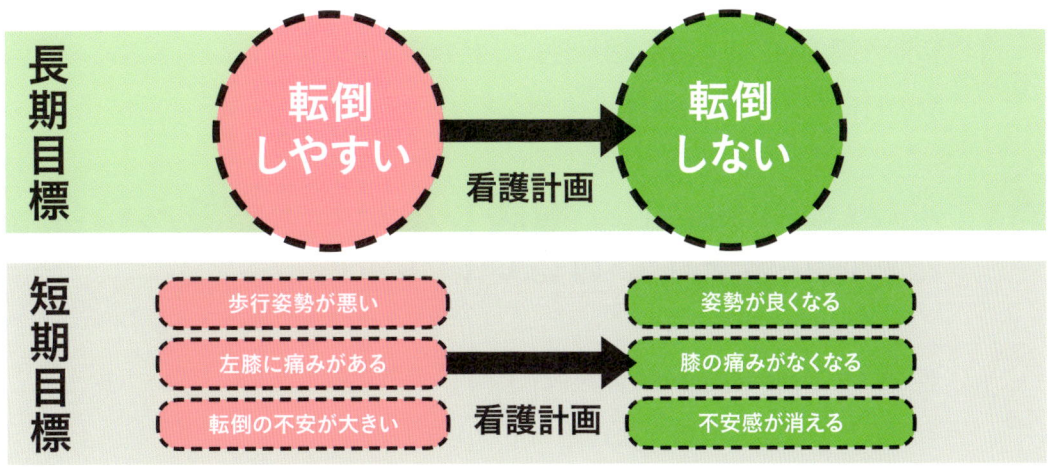

長期目標

転倒
しやすい

看護計画

転倒
しない

短期目標

歩行姿勢が悪い
左膝に痛みがある
転倒の不安が大きい

看護計画

姿勢が良くなる
膝の痛みがなくなる
不安感が消える

14 標準看護計画って何？

基礎情報　問題リスト　**看護計画**　経過記録　看護サマリー

3 POINTS!

- 標準看護計画は、既成の一般的看護計画のこと
- 初期計画は、標準看護計画をもとにつくる
- 看護計画の実践で、患者さんに合った改善を続けていく

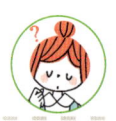 看護計画を立てる際のコツってありますか？

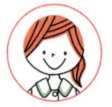 まず**標準看護計画を使って、とりあえずの看護計画**をつくりましょう。

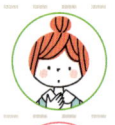 標準看護計画って何ですか？

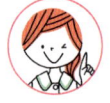 既成の看護計画のこと。「こんな症状ならこんなケアが必要」といった**一般的な看護計画がまとめられたもの**です。

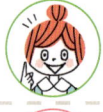 標準看護計画を下敷きに、患者さん個別の計画を立てるということですね。

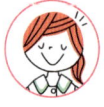 初期段階では、それほど個別性にこだわる必要はなくて、患者さんの最低限の特徴が入っていればいいと思うわ。

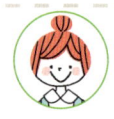 さっさと初期計画を立てて、**看護しながら患者さんに合った計画に変えていけばいい**のかな？

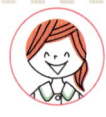 そういうこと。看護計画を実施すれば、具体的なことがいろいろ見えてくるから、それから改善を積み重ねていきましょう。

標準看護計画を利用して看護計画を立てる

標準看護計画は、これまでの看護現場での経験をもとに整理された、既成の標準的な看護計画です。病院独自の標準看護計画もあれば、疾患別、症状別、看護診断別に様々な参考書が出版されています。標準看護計画と個別の看護計画は、既製品とオーダーメイドの関係に似ています。

既製品を利用してオーダーメイドに

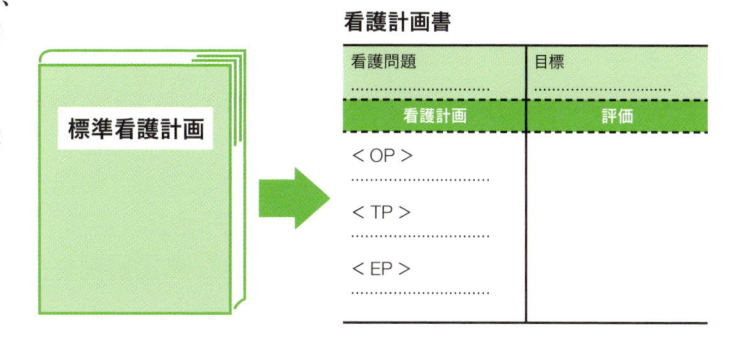

看護計画書

看護問題	目標
看護計画	評価
＜OP＞	
＜TP＞	
＜EP＞	

初期計画をバージョンアップしていく

初期計画では既製の計画を利用して、看護の実施を重ねることで、オーダーメイドの計画にバージョンアップしていきましょう。

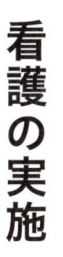

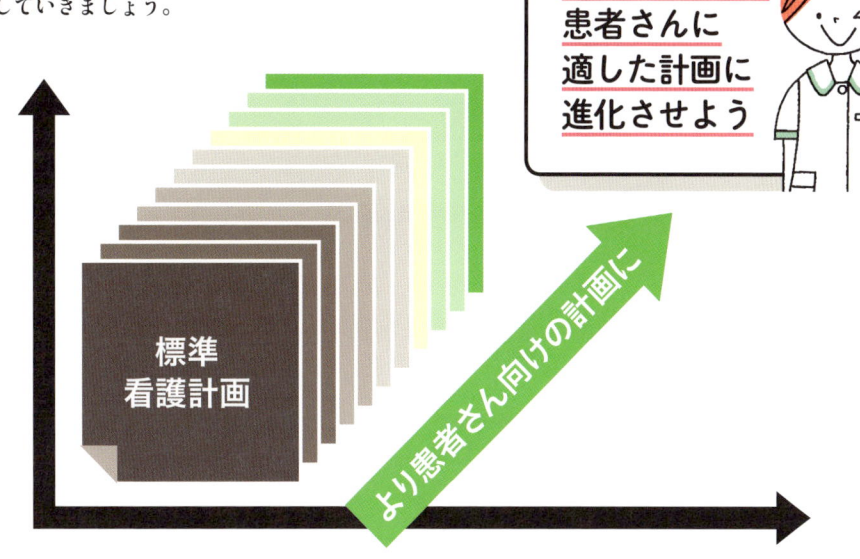

看護実践を重ねることで、患者さんに適した計画に進化させよう

より患者さん向けの計画に

看護の実施

個別性

標準看護計画

最初は標準看護計画を骨組みにして

15 看護問題と目標 はどう書くの？

基礎情報　問題リスト　**看護計画**　経過記録　看護サマリー

3 POINTS!

- 看護計画の構成要素は「看護問題・看護目標・計画内容」
- 看護問題は PES（問題・原因・症状）を意識する
- 明確で達成可能な看護目標を立てる

 看護計画を立てる心構えができてきたので、そろそろ書き方を教えてほしいです。

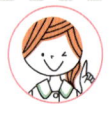 看護計画用紙は病院によって様々だけど、基本的には**看護問題・看護目標・計画内容の3要素で構成**されます。

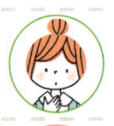 ポイントとなるのは計画内容ですよね。

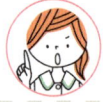 その前に、看護問題の書き方から押さえましょう。

 看護問題は、NANDAの看護診断名を書けばいいのでは？

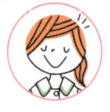 そうなんだけど、**PES（問題・原因・症状）を意識する**と、より個別性のある具体的な看護問題となります。

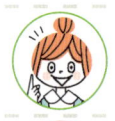 なるほど。看護目標で注意すべき点はありますか？

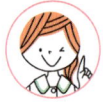 **目標が明確で達成可能**であること。それから、**患者さんを主語にする**のが決まりです。

個別性のある具体的な看護問題を心がける

看護計画は、看護問題が具体的なほど立案しやすくなります。そのため医療機関によっては、問題（Problem）・原因（Etiology）・徴候と症状（Signs and symptom）を合わせて書く PES 方式を採用しています。看護問題を書く際に PES を意識すると、個別性のある具体的な計画につながります。

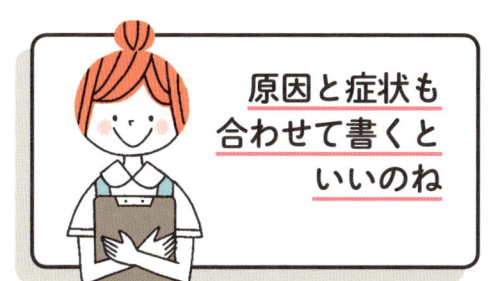

原因と症状も
合わせて書くと
いいのね

問題	P	嚥下障害
原因	E	咽頭部の形態異常
徴候と症状	S	必要な食事摂取量を確保できない

看護目標は、共通理解が得られる明確なものに

看護目標は、具体的で共通理解が得られる表現・内容を心がけます。例文で示した要素を参考に、詳細まで的確に伝わる看護目標を書きましょう。

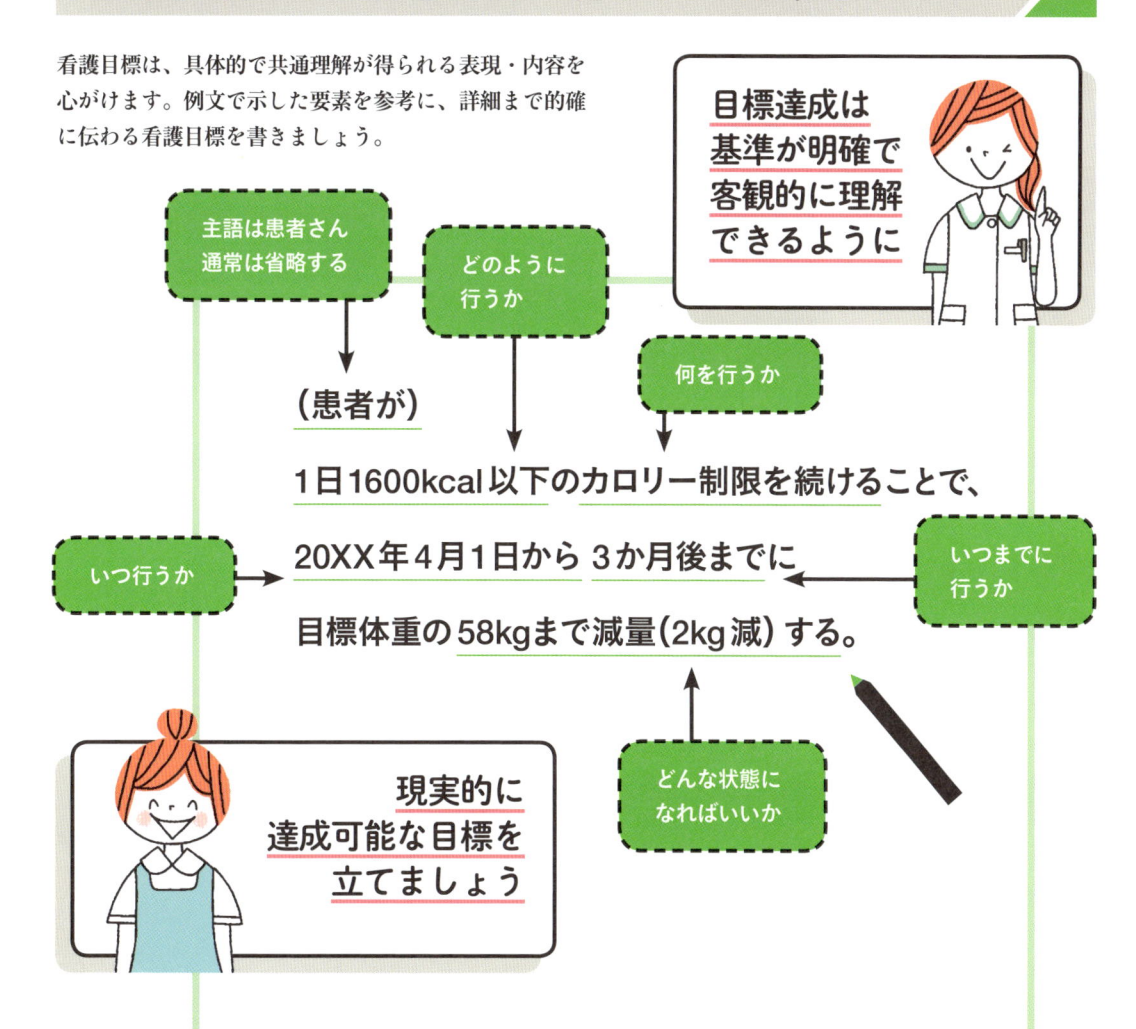

目標達成は
基準が明確で
客観的に理解
できるように

主語は患者さん
通常は省略する

どのように
行うか

何を行うか

（患者が）

1日1600kcal 以下のカロリー制限を続けることで、

いつ行うか　20XX 年 4 月 1 日から 3 か月後までに　いつまでに行うか

目標体重の 58kg まで減量（2kg 減）する。

現実的に
達成可能な目標を
立てましょう

どんな状態に
なればいいか

16 計画内容 はどう書くの？

基礎情報　問題リスト　**看護計画**　経過記録　看護サマリー

3 POINTS!

- 計画内容は、観察計画・ケア計画・教育計画に分類する
- 観察計画はOP、ケア計画はTP、教育計画はEPと表記される。
- 「調べること」＝観察、「行うこと」＝ケア、「教えること」＝教育

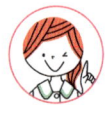 計画内容は、**観察計画・ケア計画・教育計画**にわけて書きます。

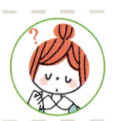 なぜ3つにわけるのですか？

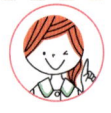 情報が整理されて、**必要な看護をもれなくカバーできる**からよ。

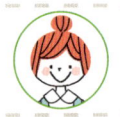 観察とケアはわかるけど、教育ってどういうことですか？

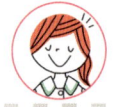 患者教育のこと。患者さんの治療やケアに必要な説明 (指導) の計画よ。

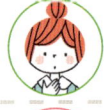 先輩は、分類するとき迷ったりしませんか？

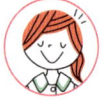 私の場合、**「調べること」は観察計画、「行うこと」はケア計画、「教えること」は教育計画**って感じで分類しているわ。

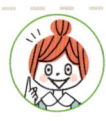 なるほど。そう考えるとわかりやすいですね。

OP、TP、EP にわけて計画内容を整理する

計画内容は、観察計画（OP）・ケア計画（TP）・教育計画（EP）の 3 項目にわけてまとめます。この 3 項目は、POS においてもともと診断計画・治療計画・教育計画と分類されていたものを看護版に置き換えたものです。看護計画は、医師による計画に伴うものとして計画されます。

OP
観察計画
Observation Plan

患者さんの状態を把握するための、経過観察に必要な情報を集める計画。

調べる

TP
ケア計画
Treatment Plan

検温、体位転換、歩行の付き添い、食事支援など、様々な看護行為の計画。

行う

EP
教育計画
Education Plan

治療を進めるうえで必要な、患者さんや家族への説明・指導に関する計画。

教える

誤嚥リスク状態の計画例

計画内容
観察計画
O-1　嚥下障害症状の有無
O-2　食事量、水分摂取量
O-3　咀嚼の状態
ケア計画
T-1　食事にとろみをつけるなどして食べやすくする
T-2　一口量や食べる速さを観察し介助を行う
T-3　痰の貯留に備えて吸引器を準備しておく
教育計画
E-1　飲み込みやすい食事メニューの指導
E-2　一口量を少なめにし、ゆっくり咀嚼するよう指導
E-3　口腔内を清潔に保つよう指導

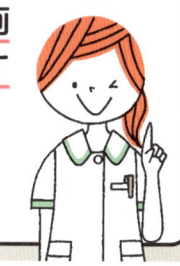

誤嚥リスクでは、嚥下障害やそれに伴う合併症も考慮して計画していきます

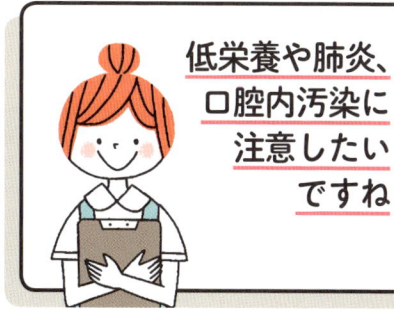

低栄養や肺炎、口腔内汚染に注意したいですね

17 経過記録の内容を把握しよう

基礎情報　問題リスト　看護計画　**経過記録**　看護サマリー

3 POINTS!

- 日々の看護実践は、経過記録としてまとめる。
- 看護問題の現状が一目でわかる内容とする
- 経過記録の様式には、SOAP、フォーカスチャーティング®、経時記録がある

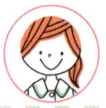 経過記録は、看護計画に基づいた日々の看護の記録です。

 **計画を実施してどうなったかを書く**んですね。

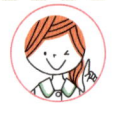 経過記録は、看護実践の証明として残されるもの。**医療チーム全体で共有しやすい内容**が求められます。

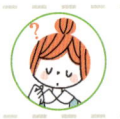 経過記録の内容はどんなものですか？

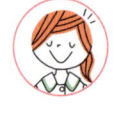 患者さんの反応・状態はどうか、それを看護師がどう考えて何を行い、次にどんな計画が必要となるか、といった感じかな。

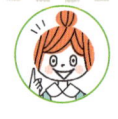 **自分が何を考えて何をしたかが記録として残る**のですね。がんばらなくちゃ。

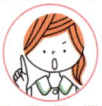 そうね。それから、**経過記録は法的文書である**ことも忘れずに。

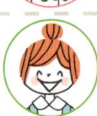 はい、看護記録は医療訴訟の重要証拠になるんでしたよね。➡ P.18

日々の看護実践を、経過記録として残す

基礎情報のアセスメントから問題リストを整理して看護計画を立てたら、いよいよ看護実践が始まります。経過記録には、患者さんの病状経過が事実に即して記録されていきます。患者さんが抱える問題に対して、看護師が何を考えてどう対処したかが一目でわかる経過記録を残すことが大切です。

経過記録は、看護実践の内容を証明する文書です

経過記録の要素

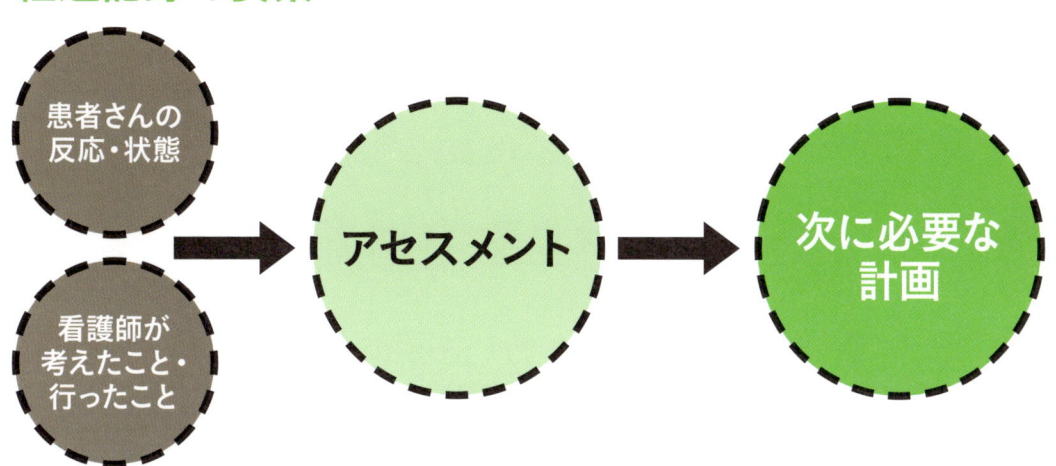

患者さんの反応・状態

看護師が考えたこと・行ったこと

→ アセスメント → 次に必要な計画

叙述的経過記録には3つの記載様式がある

患者さんの経過を主に文章で記録していく叙述的経過記録には、SOAP、フォーカスチャーティング®、経時記録の3種類があります。それぞれの記載様式には一長一短があり、状況に応じて使いわけている医療機関もあります。それぞれの様式の特徴を理解し、上手に活用していきましょう。

SOAP（ソープ）

POSの考え方にもとづいた記録様式で、看護問題ごとにS（主観的情報）O（客観的情報）A（アセスメント）P（計画）を記載することで、計画・実施・評価を論理的に展開していきます。

→ P.54

フォーカスチャーティング®

患者さんの問題点に焦点を当てるという考え方はSOAPと同じですが、フォーカスチャーティング®では、F（フォーカス）D（データ）A（アクション）R（レスポンス）の4要素で系統的に記録していきます。

→ P.66

経時記録

患者さんの状態・反応、実施した看護、治療や検査内容などを、時間軸にそって記録していきます。POSの問題解決志向が広まる以前は、経時記録が看護記録の一般的な記録方法でした。

→ P.76

18

SOAPの キホンを学ぼう

基礎情報　問題リスト　看護計画　**経過記録**　看護サマリー

3 POINTS!

- ・SOAPはPOSの考えに基づいた記録様式である
- ・問題ごとにS(主観的情報)O(客観的情報)A(評価)P(計画)を記録する
- ・SOAPを身につければ、看護スキルも向上する

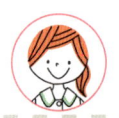 3つの様式のうち、まずSOAPから学んでいきましょう。

 SOAPって、**POSの考えに基づいた記録様式**でしたよね。

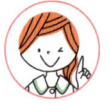 はい。**看護問題ごとに、S（主観的情報）、O（客観的情報）、A（評価）、P（計画）の各要素を記録**していきます。

 なぜSOAPにわけて書くのですか？

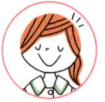 この形式で考えていくと、必然的に**患者さんの問題を考察することになり、問題解決に向けた計画・評価へとつながっていく**からです。

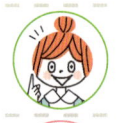 なるほど。でも、いざ書くとなると、いろいろ迷ってしまいそう…。

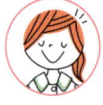 最初は誰でもそんなもの。SOAPの基礎をしっかり把握して経験を積み重ねていけば、**看護スキルもアップする**わよ。

 やはりSOAPも基礎固めが重要なんですね。心して勉強します！

SOAPの4要素を把握する

SOAPの入り口は、S（主観的情報）、O（客観的情報）、A（評価）、P（計画）がそれぞれ何の項目であるかを知ることです。4つの項目の役割を知ったうえで、SOAPの概念と目的を理解していきましょう。

Subjective data
主観的情報

患者さんの話した言葉や家族の訴えも含まれます

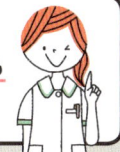
患者さんの話した言葉や家族の訴えも含まれます

Objective data
客観的情報

観察、測定値、検査結果など、医師や看護師がとり出した客観的情報

S以外で、見たり聞いたりして得た情報です

Assessment
評価（アセスメント）

S（主観的情報）とO（客観的情報）を分析し、看護師が考えた評価

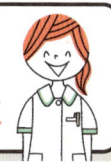
何を問題と感じたかという思考過程を示します

Plan
計画

A（評価）から必要と考えられる今後の計画

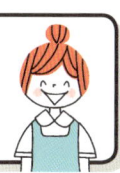
看護師として何をすべきかを示します

SOAPの概念と目的を理解する

POSとは、患者さんの問題解決を論理的に進めていく体系。SOAPは、この概念に基づいた経過記録様式です。POSの目的が問題解決にあることを踏まえれば、SOAPの中でもA（看護問題の評価）とP（問題解決へ向けた計画）がより重要です。問題に対して、看護師が何を考えどう対処したかが、関係者に伝わる記録であることが求められています。

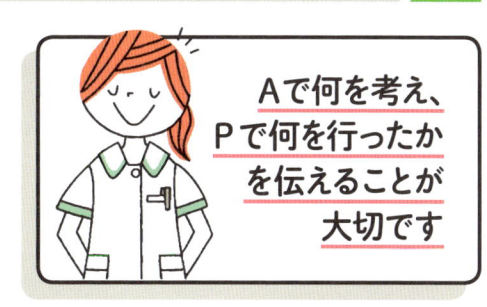
Aで何を考え、Pで何を行ったかを伝えることが大切です

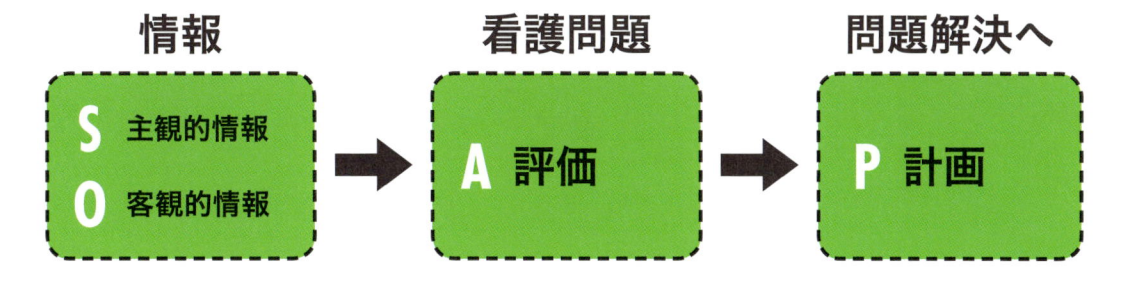

情報	看護問題	問題解決へ
S 主観的情報 / O 客観的情報	A 評価	P 計画

19 Sを書く ポイントは？

基礎情報　問題リスト　看護計画　**経過記録**　看護サマリー

3 POINTS!

- 患者さんの発言を言葉通りに書く必要はない
- 看護問題と関係のない発言は省く
- SOAPは一つの問題ごとに書かないと、混乱の原因となる

 S（主観的情報）は、患者さんの発言を書けばいいんですよね。

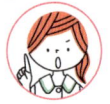 まあそうだけど、**患者さんの言葉をそのまま書く必要はない**わ。

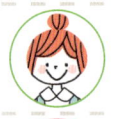 発言の趣旨が簡潔に伝わればOKということですか。

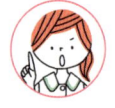 患者さんが発言したことでも、**A（評価）やP（計画）と関係ない情報は省くべき**だね。

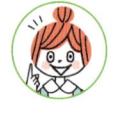 **問題に焦点を当てた質問に対する回答を選ぶ**ということですね。

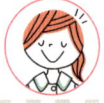 そうしないと、様々な問題が入り乱れて、わけがわからなくなってしまうわ。

 あとから**読む人も混乱してしまいそう**だな…。

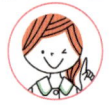 **SOAPは問題ごとに書くこと**が大原則。情報共有のためにも、これだけはしっかり守りましょう。

「何のためにSを書くのか」をしっかり踏まえる

S（主観的情報）は、A（評価）さらにはP（計画）へと導くための情報です。O（客観的情報）にも同じことが言えます。つまり、SとOはAの判断材料となるものです。論理的にAを導き出すには、Aの根拠となるSとOが揃っていれば、誰もが納得できる経過記録となります。

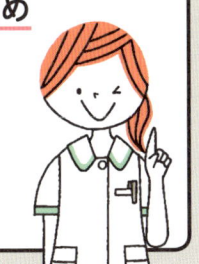

Aを導き出すためのSとOは、少なすぎても多すぎてもNGです

S 主観的情報

＋

O 客観的情報

➡

A 評価の判断材料

Sには患者さんの発言部分だけを書く

Sの欄に「『胸がはりさけそうに痛い』と訴える」のように書かれているケースがままあります。胸が痛いという発言は患者さんの主観なので、Sで間違っていません。しかし、「〜と訴える」の部分は患者さんの主観ではありません。SとOが混然とした書き方にならないように注意しましょう。

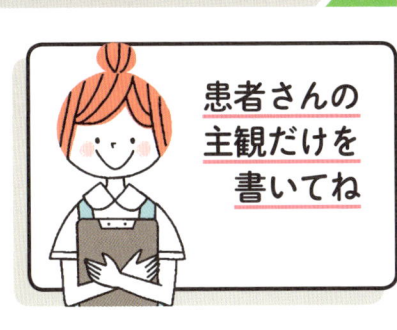

患者さんの主観だけを書いてね

 **S**

「胸がはりさけそうに痛い」と訴える

 **S**

「胸がはりさけそうに痛い」

20

Oでありがちな ミスを避ける

基礎情報　問題リスト　看護計画　**経過記録**　看護サマリー

3 POINTS!

- ・Oには客観的事実のみを書き、 自分の考えを入れない
- ・OがAになってしまわないように注意する
- ・看護問題と関連する情報に的を絞る

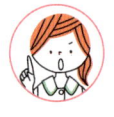 何がS（主観的情報）で何がO（客観的情報）か。新人さんはこの辺から混乱している人が多いわね。

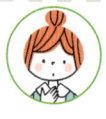 私はOがまだちょっと怪しいです。この間も「**それ、Oじゃなくて A でしょ**」って指摘されちゃって…。

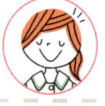 OにA（評価）を書いてしまう間違いは多いんだよね。なんて書いたの？

 「**軽度の腹痛あり**」って書きました。

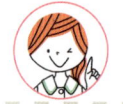 "軽度"というのは**自分の考え（評価）**でしょ。

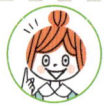 自分の考えを入れず、**患者さんの状態をみたままに書けばよかった**んですね。

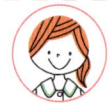 そう。患者さんの様子をそのまま描写してもよいし、痛みをペインスケールの数値で示しても客観的情報になります。

 なるほど。Oを書くときは**自分の考えが紛れ込んでないかチェック**するといいですね。

Oには自分の考えや憶測を入れない

O（客観的情報）には、観察、検査などから得られる客観的事実のみを書き込みます。ところが、いざ臨床現場で経過記録を書こうとすると、SとOの分類ができなかったり、OとAを混同してしまうケースが多々あります。特に多いのが、Oに自分の考えや憶測を入れてしまう誤りです。

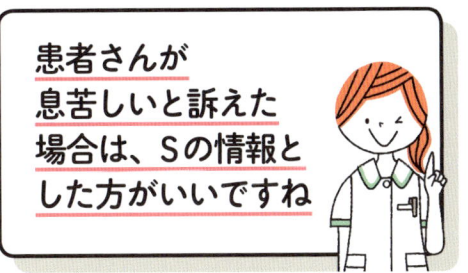

患者さんが息苦しいと訴えた場合は、Sの情報とした方がいいですね

誤ったOの例

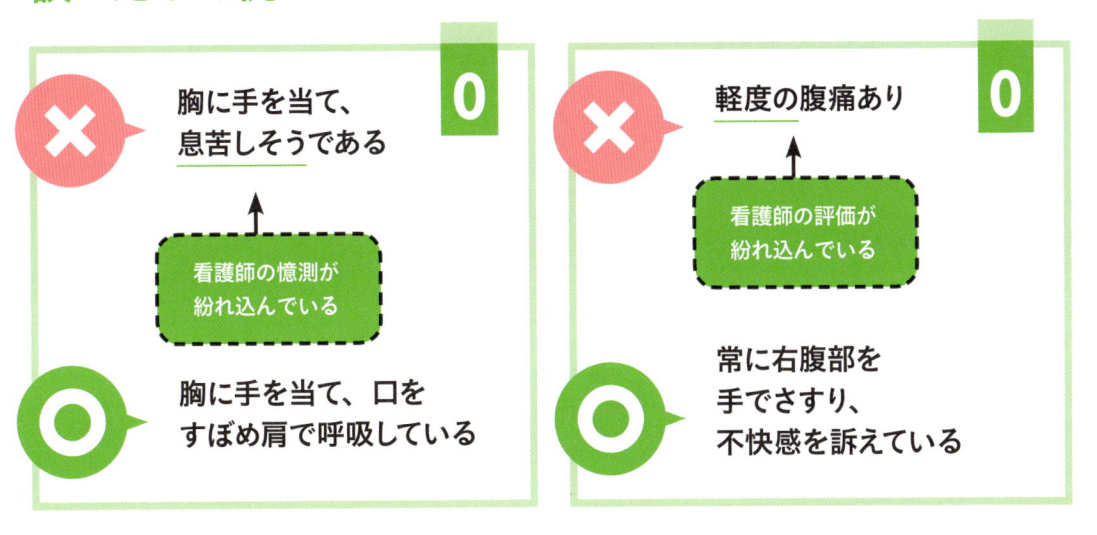

❌ O
胸に手を当て、息苦しそうである

看護師の憶測が紛れ込んでいる

⭕ 胸に手を当て、口をすぼめ肩で呼吸している

❌ O
軽度の腹痛あり

看護師の評価が紛れ込んでいる

⭕ 常に右腹部を手でさすり、不快感を訴えている

看護問題を意識して得た情報を書く

O（客観的情報）を書くために患者さんを観察する際のポイントは、看護問題を踏まえて観察することです。SOAPは一つの問題ごとに書くもの。したがって、問題を意識して得られた情報を記録すれば、最初から不要なOを書くことが避けられます。これは、Sにも言えることです。

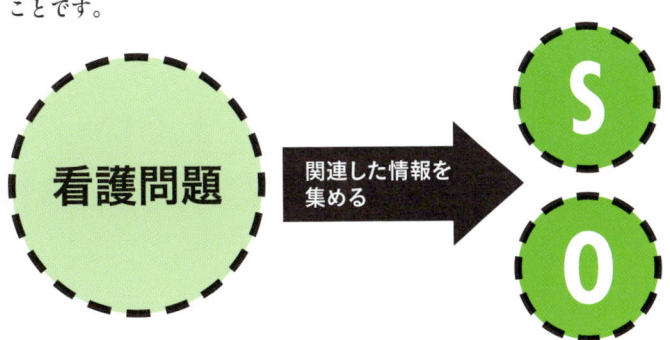

看護問題 → 関連した情報を集める → S O

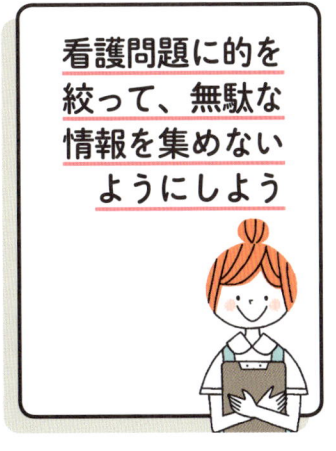

看護問題に的を絞って、無駄な情報を集めないようにしよう

21 適切なAを書くために

基礎情報　問題リスト　看護計画　**経過記録**　看護サマリー

3 POINTS!

- A（評価）の根拠となるのは、S（主観的情報）とO（客観的情報）である
- Aには看護師の判断を書く
- 看護目標の達成度が評価の基準となる

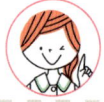
Aには、SとOを根拠としたアセスメントを書きます。

看護師が考えたことを書くんでしたよね。

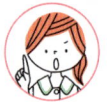
「考えたこと」といっても、**それが評価になっていないとNG**です。

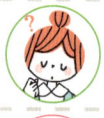
考えを評価につなげるにはどうしたらいいですか？

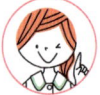
「目標にどれくらい近づいているか」「問題はどう変化しているか」「計画の変更は必要か」という視点から書くことです。

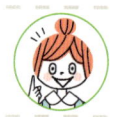
考えて判断しないといけないんですね。

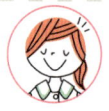
そう。**ケアはうまくいっているか？　うまくいっていない場合、何が原因でどう改善すべきか？**　を明確にすることが大事です。

適切な判断には、知識と経験が問われますね。がんばらなくちゃ！

SとOを解釈し、ケアの現状を判断する

A（評価）には、S（主観的情報）とO（客観的情報）をどのように解釈し、どう判断したかを示します。患者さんの「ケアがうまくいっているか否か」が伝わることが重要です。自分が考えたことをそのまま並べただけでは、単なる感想文になってしまうので注意しましょう。

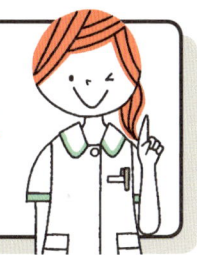

考えて
判断したことを
書いてね

S 主観的情報

O 客観的情報

解釈 →

A 評価
ケアがうまくいっているかの判断に基づいて、次に何が必要か

看護問題の解決に向けて、適切に評価する

適切な評価を行うためには、看護目標の達成度、目標達成を妨げている要因、目標達成に向けて必要な施策とその根拠を明らかにします。つまり、看護問題解決に向けて検証を行うのです。最初から完璧なSOAPを書ける人はいません。先輩の記録などをお手本に、一歩一歩力をつけていきましょう。

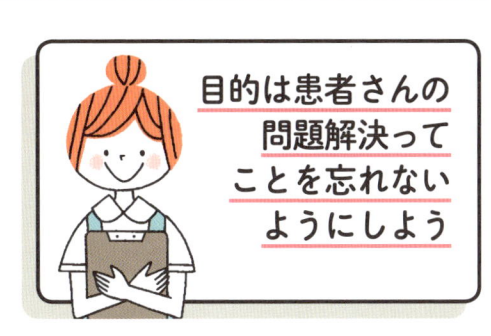

目的は患者さんの
問題解決って
ことを忘れない
ようにしよう

Aを書く際のチェックポイント

 目標達成度は？
達成度が判断できる情報を書く

 目標達成を妨げる要因は？
ケアがうまくいかない理由を書く

 目標・計画の変更は必要？
変更が必要な場合、追加や修正が必要な理由を書く

22

何のために SOAPで書くの?

基礎情報　問題リスト　看護計画　**経過記録**　看護サマリー

3 POINTS!

- A(評価)に基づき、問題解決のためのP(計画)を書く
- 計画改善を重ねることで、問題解決に近づいていく
- SOAPを書く際には、先にAとPを想定する

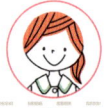 Pには、**Aの評価に基づいた次の計画**を書きます。

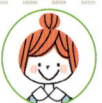 こうやって計画は常に検証されていくんですね。

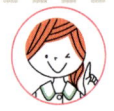 標準看護計画をベースにした初期計画は、経過記録を重ねることで、**より患者さんに合った計画に改善**されていきます。

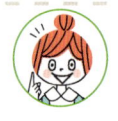 **計画を改善し続けることで、問題解決に向かっていく**。SOAPはそのためのツールなんですね。

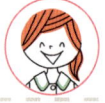 その通り。ところで、4つの要素のうちSOAPの主役はどれだと思う?

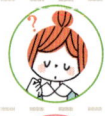 やっぱりAとPですか?

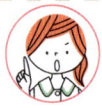 正解。SOAPを書くときのテクニックだけど、**先にAとPを想定して**書いたほうが、無駄なSとOを書くこともなくなります。

 なるほど。そのほうが**看護問題を意識できる**し、早く書けそうですね。

問題解決への実践を、SOAPで論理的に記録する

S（主観的情報）とO（客観的情報）からA（評価）を導き出し、その結果必要とされるP（計画）を立てて実施する。「情報収集→問題明確化→計画立案→計画実施→評価」の繰り返しによる問題解決に向けた看護実践の経過が、SOAPという形式で論理的に記録されていきます。

SOAPは、
POSの論理的な
思考法を表現
するための形式
です

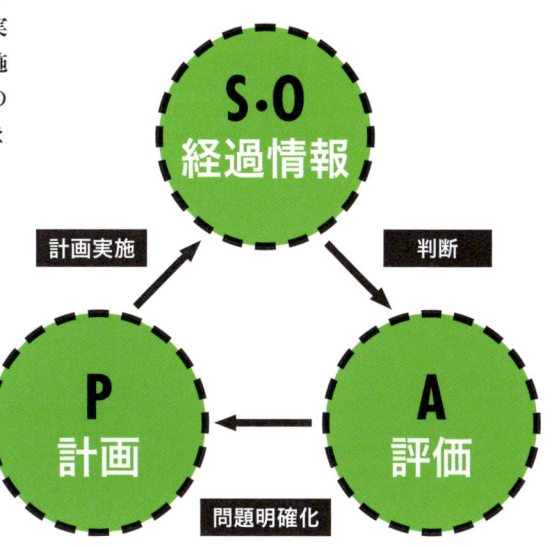

AとPから看護問題を意識してSOAPを書く

SOAPの中心となるのは、AとP。SとOという判断材料から評価（A）することによって、問題解決に向けた計画（P）が導き出されます。SOAPを書く際には、AとPを想定しながらS・Oを整理すると、看護問題を的確にとらえた記録になります。SとOから書き始めるよりも、早く効率的に経過記録をまとめることができるでしょう。

こんな感じで SOAP を組み立ててみよう

看護問題

認知症に関連した
摂食セルフケア不足

AとPの想定

日に日に自力での食事が
難しくなる傾向があるから、
その対策としての計画が
必要だわ

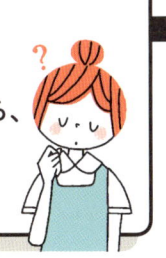

認知症症状と、自力での食事が難しくなってきたことに関連したSとOを整理してみることにしよう！

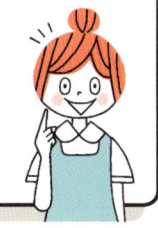

SOAPの追加項目を押さえよう

基礎情報　問題リスト　看護計画　**経過記録**　看護サマリー

3 POINTS!

- SOAPIE、SOAPIERを使う医療施設もある
- I=Intervention（介入）、E=Evaluation（評価）、R=Revision（修正）
- IERを使うことで、より具体的な記録になる

 SOAPの書き方は大体わかりましたけど、**具体的な看護ケアや患者さんの反応など**を書く項目はないのですか。

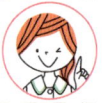 SOAPにIERの3項目を加えて書く医療施設も増えているわ。

 **SOAPIER ってこと？**

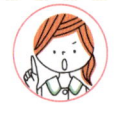 Iは**Intervention（介入）**、Eは**Evaluation（評価）**、Rは**Revision（修正）**の頭文字です。

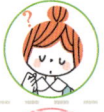 Iは看護介入の内容、Eは看護介入の評価？　Rは何を修正？

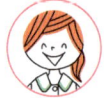 Iは正解。Eは看護介入に対する患者さんの反応の評価、RはEを考慮した、看護介入や計画の修正事項を記録します。

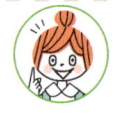 なるほど、**患者さんの反応を評価する項目もある**んですね。

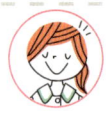 IERの3項目は、**フォーカスチャーティング®にも関連してくる**ので、ぜひ覚えておきましょう。

SOAPの追加要素＝IERを知る

最近では、SOAP に Intervention（介入）、Evaluation（評価）、Revision（修正）の 3 要素を加えて、SOAPIE や SOAPIER を使う医療施設も増えています。これらの要素を追加することで、実際に行ったケアや患者さんの反応などを、より具体的に記録することができます。

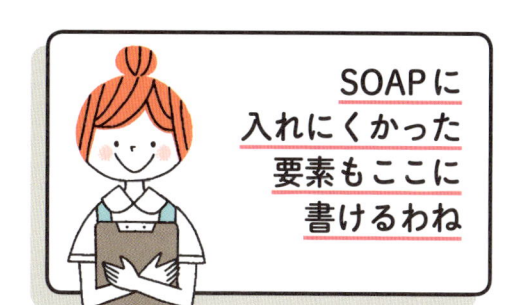

SOAP に
入れにくかった
要素もここに
書けるわね

I	Intervention（介入）	看護の実施、看護介入した具体的内容
E	Evaluation（評価）	I に対する患者さんの反応の評価
R	Revision（修正）	E を考慮した、看護介入や計画の修正 または再アセスメント

SOAPIERで具体的な看護実践を伝える

「SOAP には実施した看護を記載しにくい、看護で行ったことが書けない」と感じているナースは多いものです。SOAP でこれらの要素は P（計画）に入りますが、SOAPIER の I（介入）に入れた方が書きやすくなります。ただし、医療現場によっては、IER が共通認識されていない場合もあるので、確認してから使いましょう。

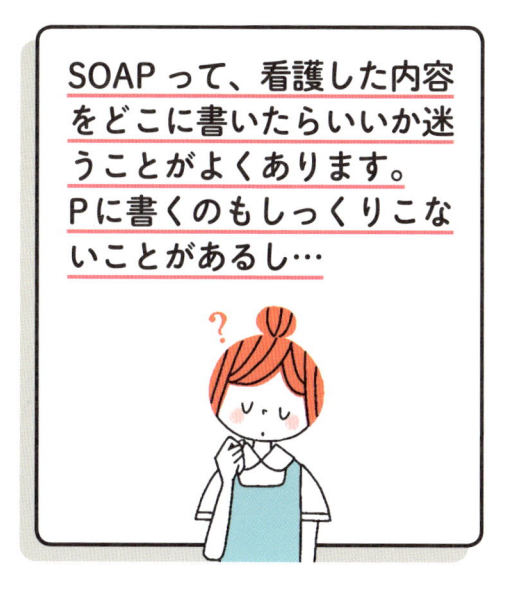

SOAP って、看護した内容をどこに書いたらいいか迷うことがよくあります。
Pに書くのもしっくりこないことがあるし…

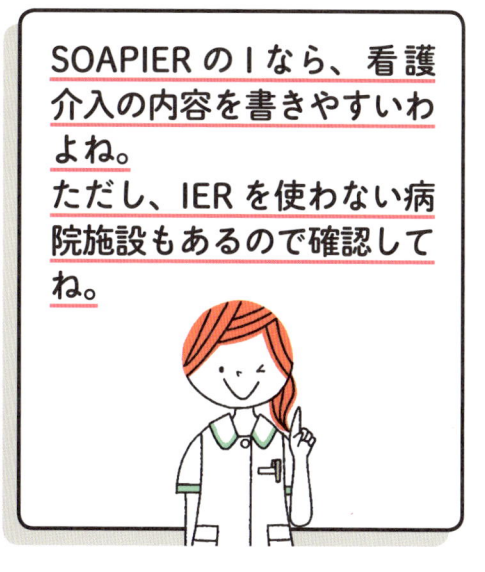

SOAPIER の I なら、看護介入の内容を書きやすいわよね。
ただし、IER を使わない病院施設もあるので確認してね。

24

フォーカスチャーティング® とは？

基礎情報　問題リスト　看護計画　**経過記録**　看護サマリー

3 POINTS!

- SOAPとは記述形式が違うが、伝えることは同じと考えてよい
- 個々のフォーカス (F) に対して、DAR を記入していく
- フォーカスは、現状の看護問題を示すもの

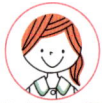 経過記録にフォーカスチャーティング® を採用している医療機関もあります。

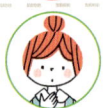 SOAP とは大分違うのですか？

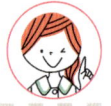 **記述形式が違うけど、伝えることは同じ**です。

 どのような記述形式なんですか？

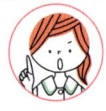 フォーカスと呼ばれる見出し欄があり、**個々のフォーカスに対して、D（患者の情報）、A（実施した治療・ケア）、R（Aに対する反応）を記入**していきます。

 フォーカス？　ここには何を書いたらいいのですか？

 SOAPのAに該当します。つまり、**現在の問題点や状態などを、フォーカスとして簡潔な言葉で表現**するわけ。

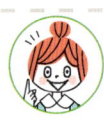 フォーカスをみれば、現状の看護問題がわかるということですね。

フォーカスチャーティング® の構成要素を知る

フォーカスチャーティング® は、「患者さんに起こっていること（Focus）」に関して、「状態はどうか（Data）」→「どのようなケアを提供したか（Action）」→「ケアにどう反応したか（Response）」を記述していく経過記録の様式です。看護ケアと患者さんのケアへの反応が明確になる記録方法と言えるでしょう。

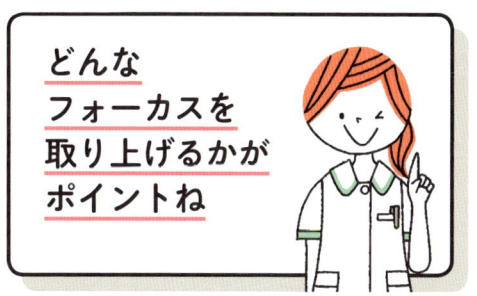

どんな
フォーカスを
取り上げるかが
ポイントね

F (Focus)	**D** (Data)
	F を理由づける患者の情報
患者が今抱えている問題や状態。医師スタッフによる治療、ケアなど。 **＝患者に起きていること（看護問題）**	**A** (Action)
	F・D に基づいた治療・ケア
	R (Response)
	A に対する患者の反応

フォーカスの縦読みで、病状をすばやく把握する

フォーカスは、DAR（データ・アクション・レスポンス）にまとめられた記述の見出しの役割を果たしています。フォーカスには患者さんの問題や状態、ケアなどが書かれているので、フォーカス部分のみを縦に走り読みすることで、患者さんの現状を一目で把握することができます。

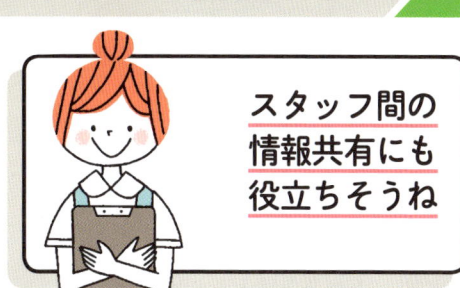

スタッフ間の
情報共有にも
役立ちそうね

月日	時間	フォーカス	DAR	
6/19	10:00	3日目の便秘	**D**	1週間で排便は3日前の1度だけ。
			A	腰部の温湿布。適切な水分補給の指導。
			R	弱い腸蠕動音あり。「腰を温めると気持ちいい」。
6/19	13:00	下腹部痛あり	**D**	下腹部が張り、断続的な痛みあり。
			A	引き続き腰部の温湿布および水分補給。
			R	温湿布で下腹部痛が緩和される。
6/19	17:00	排泄の援助	**D**	院内を5分程度歩行後、便意を催す。
			A	床上排泄の補助を行う。
			R	多量の普通便あり。

25 SOAPとの関係・違いは？

基礎情報　問題リスト　看護計画　経過記録　看護サマリー

3 POINTS!

- どちらも患者さん中心の論理的・系統的な記録である
- SOAPは問題、フォーカスチャーティング® は出来事に焦点をあてる
- フォーカスチャーティング® のポイントは、適切なフォーカスを選ぶこと

 フォーカスチャーティング® とSOAP って、**どんな関係にあるの**でしょうか？

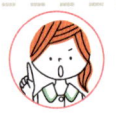 論理的・系統的に患者さん中心の記録を残すという意味では、両者が目指すところは同じです。

 **本質的には同じだけど、形式が違う**って感じ？　最も大きな違いは何ですか？

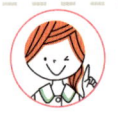 焦点の違いかな。SOAP は看護問題、フォーカスチャーティング® は看護介入が必要な出来事に焦点を当てています。

 **問題から入るか、出来事から入るかの違い**ですね。この違いから言えることは？

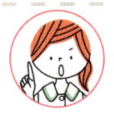 SOAPは問題ごとに情報が整理され、ケアすべきことが明確になりますが、慣れないと書くのに時間がかかる。その点、**フォーカスで取り上げる出来事の方が、自由度が高い**からとっつきやすく、ケアの流れも把握しやすいわね。

記録形式のキホンは看護過程にある

SOAP、フォーカスチャーティング®、看護過程の要素を並べてみると、それぞれの関係がみえてきます。SOAPもフォーカスチャーティング®も、看護過程を記録するための形式なのです。

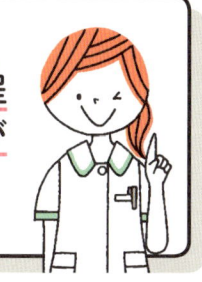

並べてみると、基本は看護過程だということがわかります

SOAP（IER）	フォーカスチャーティング®	看護過程
S 主観的情報 O 客観的情報	D データ（情報）	アセスメント
A 評価	F フォーカス（出来事）	看護診断
P 計画		計画立案
I 介入	A アクション（治療・ケア）	実施
E 反応評価 R 修正	R レスポンス（反応）	評価

それぞれの記録形式の特徴をふまえる

フォーカスチャーティング®は、SOAPの問題点を解消するために開発された記録形式ですが、それぞれ一長一短があります。どちらが優れているということではなく、2つの形式の特徴を知ることで、適切な看護記録のスキルを身につけましょう。

スタッフ間の情報共有にも役立ちそうね

	SOAP	フォーカスチャーティング®
長所	・問題ごとに記録を書くので、ケアの方向性が明確で一貫したものとなる。 ・論理的で根拠のあるケアにつながる。	・フォーカス（出来事）を取り上げるので、比較的簡易に短時間で記録できる。 ・看護ケアの流れをつかみやすい。
短所	・慣れないと書くのに時間がかかる ・長期間の経過評価に向かない。	・フォーカスの取り上げ方に個人差が出やすい。 ・問題分析が不十分になりやすい。

26 フォーカスを どうあてる？

基礎情報　問題リスト　看護計画　**経過記録**　看護サマリー

3 POINTS!

- 患者さんの変化の概要を伝える
- フォーカスは記録のタイトル的役割を持つ
- 患者さんの状態が具体的に伝わることが重要

 フォーカス欄には「**患者さんに起こっていること**」を書くのでしたよね。

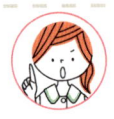 具体的には、**患者さんの問題、関心、症状、気がかり**なことや**ケアの内容**など…。

 けっこう、何でもありなんですね。

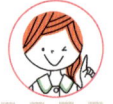 要は、患者さんに起こった**変化の概要を伝える**ものと考えて。

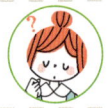 簡単にいえば、**記録のタイトルのようなもの？**

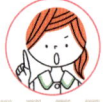 そう考えていいけど、「呼吸の状態」みたいな書き方はNGよ。

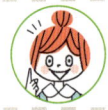 具体性に欠けるからですか？

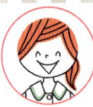 その通り。「息切れ」「頻回の空咳」など、「呼吸にどんな変化があったか」を伝えることが大事ですね。

フォーカスは、記事タイトルのようなもの

フォーカスチャーティング®による記録を新聞や雑誌の記事に見たてれば、フォーカスはタイトルや見出しのようなもの。フォーカスを読むだけで、データ・アクション・レスポンスで構成される本文内容が把握できる。そんなイメージを持つとよいでしょう。

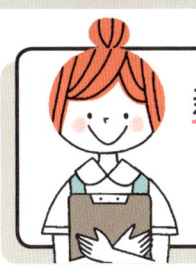

新聞の見出しを読めば、記事内容が把握できるのと同じね

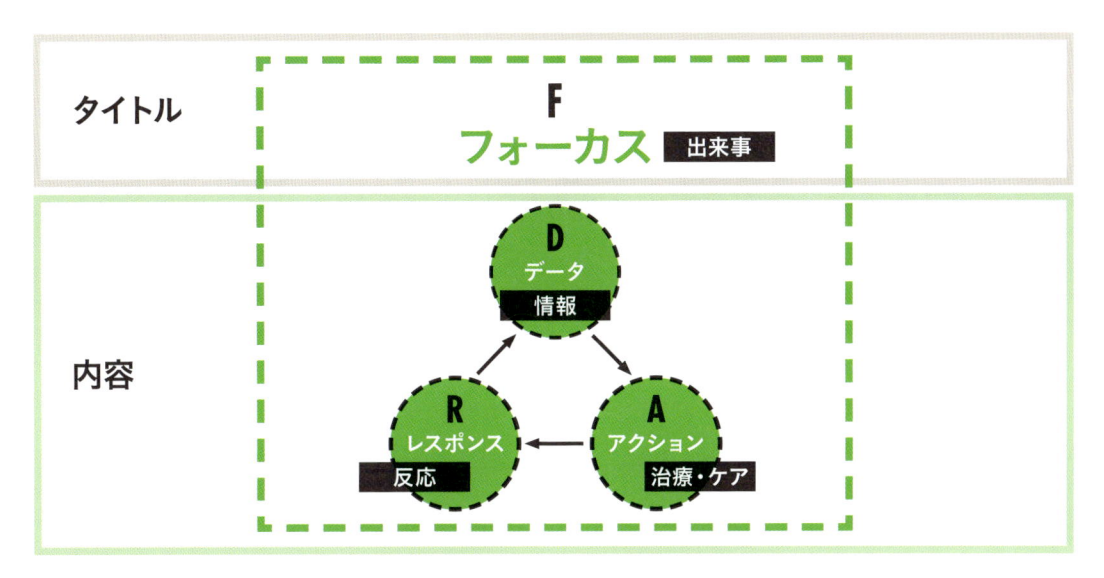

タイトル	**F** フォーカス 出来事
内容	**D** データ 情報 → **A** アクション 治療・ケア ← **R** レスポンス 反応

的確なフォーカスを具体的に書く

フォーカスのあて方が的確かどうかは、記録者の観察力や判断力に依存します。つまり、看護師としての経験や能力により差が出やすい。これがフォーカスチャーティング®の難しいところです。最初は戸惑いを覚えるかもしれませんが、経験を積み重ねていけば、的確なフォーカスを書けるようになります。

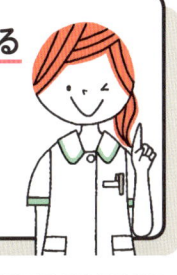

フォーカスをあてる訓練をすれば、看護スキルもアップするわよ

Point 1
その日の
重要な出来事を
絞り込む

Point 2
最低限知るべき
情報を具体的に
簡潔にまとめる

Point 3
申し送りとして
伝わるよう
心がける

27

DARには何を書くの？

基礎情報　問題リスト　看護計画　**経過記録**　看護サマリー

3 POINTS！

- ・D=患者さんの情報、 A=ケア・治療、 R=患者さんの反応
- ・DARの記録は、 看護の流れが伝わりやすい
- ・DARから見えてくる看護問題がフォーカスとなる

 **フォーカスがタイトルだとしたら、DARは本文**っ
てことになりますね。

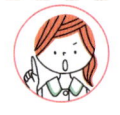 D（データ）はフォーカスの根拠となる情報、A（アクション）は情報に基づいたケアや治療、R（レスポンス）はアクションに対する患者さんの反応です。

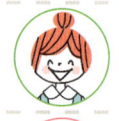 DARの流れだと、**話の筋がわかりやすい**ですね。

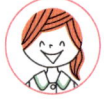 **看護ケアの流れをつかみやすい**ことが、フォーカスチャーティング® のいいところだね。

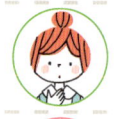 DARを書く際のポイントは？

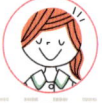 **患者さんへの視点**が伝わってくることが大事だわ。

 なるほど。どんな考え方で看護しているかですね。

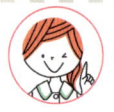 それから、RからAを振り返ることで、看護の妥当性も検証できるわ。

一つのフォーカスに対してDARを書く

フォーカスチャーティング®では、一つのフォーカスに対してDARを書いていきます。まずフォーカスの根拠となるD（データ）、次にDに基づいてどんなA（アクション）を行ったか、さらにAに対する患者さんの反応をR（レスポンス）として記入していきます。

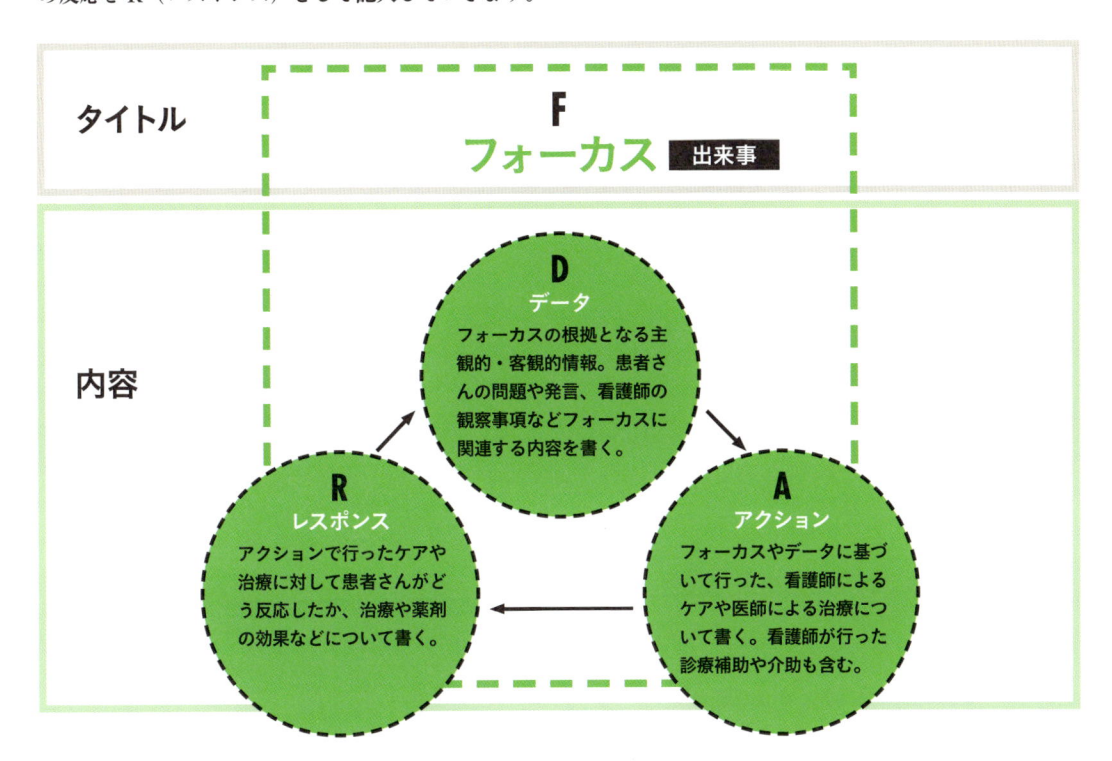

タイトル

F フォーカス 出来事

内容

D データ
フォーカスの根拠となる主観的・客観的情報。患者さんの問題や発言、看護師の観察事項などフォーカスに関連する内容を書く。

A アクション
フォーカスやデータに基づいて行った、看護師によるケアや医師による治療について書く。看護師が行った診療補助や介助も含む。

R レスポンス
アクションで行ったケアや治療に対して患者さんがどう反応したか、治療や薬剤の効果などについて書く。

記録から、様々な情報を読み解く

フォーカスを縦読みすれば、患者さんの現状を一目で把握することができます →P.67。そしてDARを順に読むと、患者さんへの視点（看護観）を読み取ることができます。さらに、R（レスポンス＝患者さんの反応）からA（アクション＝ケア）を振り返ることで、その看護が妥当であったかがわかります。

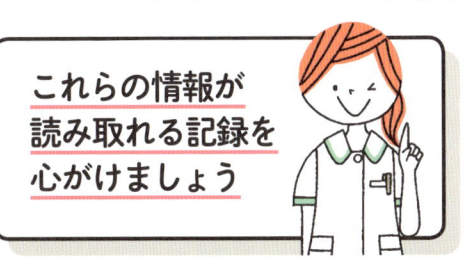

これらの情報が
読み取れる記録を
心がけましょう

患者さんの現状把握
↓ フォーカス①
　 フォーカス②
　 フォーカス③
　 フォーカス④
　 フォーカス⑤ …

患者さんへの視点
（看護観）
D データ
↓ **A** アクション
R レスポンス

看護の妥当性を検証
R レスポンス
↓ **A** アクション

28 Rの書き方を知る

基礎情報　問題リスト　看護計画　経過記録　看護サマリー

3 POINTS!

・R（レスポンス）は、患者の反応が現れた時点で書く
・看護計画の評価はRに記入する
・Rに評価を書く場合は、枠囲みなどで区別する

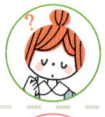 R（レスポンス）がすぐにわからないときは、どうしたらいいんですか？

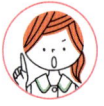 薬の効果など、すぐに反応が得られない場合は、**反応が現れた時点で記述**します。

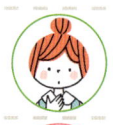 ところで、フォーカスチャーティング®には評価を書く項目がないですね。

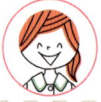 **評価はR（レスポンス）として記入**します。

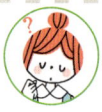 患者さんの反応（レスポンス）と評価は結びつきそうだけど、記録としてわかりにくくないですか？

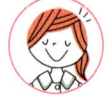 Rに評価を記入する場合、**コラム全体を枠囲みする**など、医療現場によってルールが定められています。

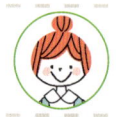 それならば、わかりやすいですね。

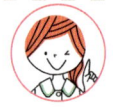 Rの評価には、**看護計画の結果がどうだったか**、その理由も記述しましょう。

レスポンスは適切なタイミングで書く

R（レスポンス）は、医療者の A（アクション）に対する患者さんの反応です。すぐに反応が得られれば記録することができますが、薬の効果などは経過を待つ必要があります。そんな場合は、反応が現れた時点で記入するようにしましょう。

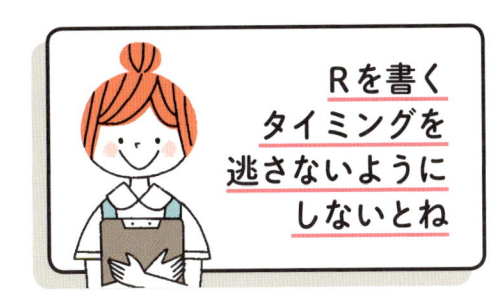

R を書く
タイミングを
逃さないように
しないとね

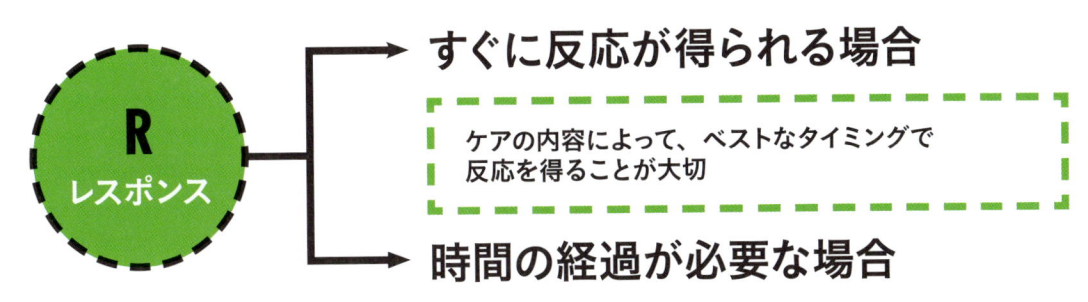

R
レスポンス

→ **すぐに反応が得られる場合**

ケアの内容によって、ベストなタイミングで
反応を得ることが大切

→ **時間の経過が必要な場合**

レスポンスにケアの評価を記入する

看護計画を立てたら、必ず評価が必要となります。フォーカスチャーティング® では、レスポンスの欄に評価を記入することで、看護ケアが適切であったかどうかの証明を残すことができます。R に評価を記述する場合は、枠囲みをするなど他の R と区別します。

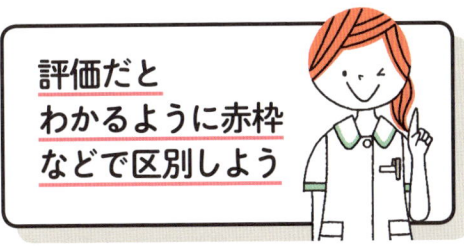

評価だと
わかるように赤枠
などで区別しよう

月日	時間	フォーカス	DAR	
11/10	13:00	二日間におよぶ排便困難	D	昨日から便意はあるが、ほとんど排便がない。
			A	腹部をさすって温めるマッサージを指導。
			R	「気持ちいい。しばらく温めたら出そうな気がする」
	17:30	開腹術後のイレウス予防	R	蠕動運動回復に向けての体位変換、膝屈伸の継続により、排ガス・排便あり。癒着の徴候がないので、P 終了。

29 経時記録は どんなときに書くの？

基礎情報　問題リスト　看護計画　**経過記録**　看護サマリー

3 POINTS!

- 経時記録では、時系列で起こったことを順番に書いていく
- 急変時など、緊急で詳細な記述が必要な場合に適した記録法
- 患者さんの状態に合わせて、記録法を組み合わせるとよい

 経時記録は文字通り、時系列で記録するってことですよね。

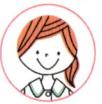 はい。**時間軸にそって患者さんの状態や治療を記録していく**、昔からある形式です。

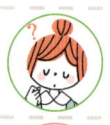 SOAPなどで経過記録を書けば、経時記録は必要ないですよね？

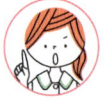 いいえ。重症者や急性期の記録や、急変時、予期せぬ事故が起こった場合などは、経時記録が適しています。

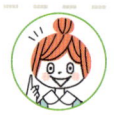 なるほど、**緊急の場合は経過時間や記述が細かくなる**から、経時記録に切り替えたほうがいいのですね。

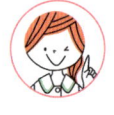 そう。緊急の場合は、**時間経過と事実を正確に**書いておかないと、誤解が生じやすくなります。

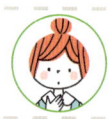 短時間にいろんなことが起こると、記憶が曖昧になりやすいですからね。

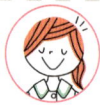 **患者さんの状態に合わせて記録方法を組み合わせる**と、より正確な記録が残せます。

緊急時には、経時記録を使う

経時記録は、治療や患者さんの状態を時系列で叙述的に書く記録法です。急性期や重症者の記録、急変時や予期せぬ事故が起こった場合など、緊急でより詳細な経過記録に適しています。急性期は経時記録、安定期は SOAP といった具合に、組み合わせて使うと効果的です。

経時記録に適した場面・状況

緊急入院・短期入院時
急性期・急変時・事故発生時
重症患者(重症チャート・経時チャート)

記録用紙は、こんな感じでとてもシンプル

月日	時間	記事	サイン

経時記録を書く際の注意点

経時記録には形式がなく自由度が高いので、簡単に書けるか、というとそうではありません。形式がないからこそ、要点を踏まえた必要十分な記述が求められます。看護記録には、看護師の思考が表れます。その点はどんな様式で書いても同じことです。

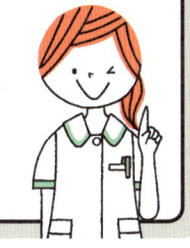

いつ、どこで、誰が、何をして、どうなったかを伝えよう

よい経時記録を書くコツ

・時系列を正確に、起きたことを順番に書く。

・5W1H(特に「いつ、何をしたか」)を明確にする。

・できるだけ簡潔に書く。

・患者、家族も理解できる表現を用いる。

・経過はできる限り速やかに記述する。

経時記録のメリット

・時系列で把握できてわかりやすい。
・形式にとらわれないので、書きやすい。

経時記録のデメリット

・記録が長くなりがちで、要点がつかみにくい。
・詳細な記録なので、記述に時間がかかる。

30 看護サマリーはなぜ必要？

基礎情報　問題リスト　看護計画　経過記録　看護サマリー

3 POINTS!

- 看護サマリーは、行った看護の概要をまとめたもの
- 転棟サマリー、転院サマリー、退院サマリー、中間サマリーなどがある
- サマリーを書く目的は二つ。「看護の質を示す」「看護継続の情報源となる」

 看護サマリーって記録のまとめですよね。**退院時**に書くのですか？

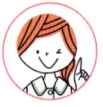 その他に**転棟時**や**転院時**、長期入院の場合は**中間サマリー**として書きます。

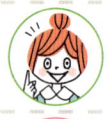 ということは、**看護の引継ぎとして重要**ですね。

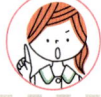 だから、引継ぎがスムーズに進むよう、的を射た内容が求められます。

 伝わりやすい看護サマリーを書くポイントは？

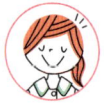 看護サマリーは、**行われた看護の質を示す**もの。看護問題を解決するプロセスがしっかりしていることがまずは重要。

 日々の看護と看護記録全体の質が問われるということですね。それをいかにうまくまとめるかですよね。

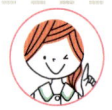 看護計画の経過と全体がわかるように書くには、**サマリーを書く習慣を身につける**などの訓練が必要。がんばろうね！

看護サマリーの種類と目的

看護記録のまとめとなる看護サマリーには、転棟サマリー、転院サマリー、退院サマリー、中間サマリーなどがあります。継続ケアの大切な情報源となるものなので、伝わりやすく役に立つ看護サマリーを心がけましょう。

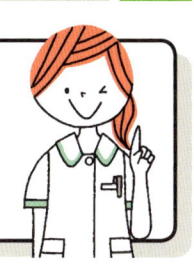

書く経験がスキルを上げていきます

転棟サマリー	患者さんの病棟移動や診療科が変わる場合に必要なサマリーです。転棟先の病棟スタッフへの申し送りとして、それまでの経過や評価を伝えます。
転院サマリー	患者さんが他の施設に転院したり、在宅ケアなどに移行する際に必要な看護の継続を伝えるためのサマリーです。
退院サマリー	入院中の看護過程、入院中に解決された問題、退院後に必要とされる援助などを伝えるためのサマリーです。
中間サマリー	長期入院の場合、退院が決まっていない段階で、定期的に中間サマリーを作成します。中間サマリーを習慣的に書くことで、サマリー作成のスキルが上がり、退院サマリーなどを書く際の参考にもなります。

看護サマリーに必要な項目を把握する

看護サマリーの書式は施設によって様々です。SOAPで書くか経時的に書くかなどは施設ごとの決まりに従いますが、看護の質を示し看護継続の情報源となるためには、次のような項目が最低限必要です。

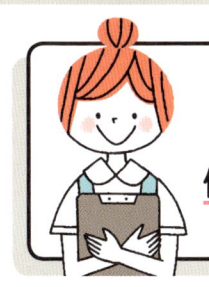

患者さんの状態と看護内容がしっかり伝わるようにまとめよう

サマリーの目的	看護の質を示す	看護継続の情報源となる
サマリーの内容	・看護問題に対する実施内容と評価 ・今後解決が必要な看護問題とケアの内容	・氏名、性別、連絡先、家族構成などの基本情報 ・入院中の経過、既往歴、服薬状況など ・ADL（日常生活動作）レベル ・病状説明と患者（家族）の理解度

「看護サマリー」記録用紙の例

NURSING SUMMARY（中間・転棟・転院・退院）

ID:	ふりがな 氏名		生年月日 M.T.S.H　　年　　月　　日	男・女

住所：

連絡先1：	連絡先2：

家族構成：	キーパーソン：

入院・転入年月日： 平成　　　年　　　月　　　日	退院・転出年月日： 平成　　　年　　　月　　　日

転出病棟名：	転院病院名：

診療科：	診断名：

現病歴：	病状説明：

既往歴：

内服薬：

アレルギー／禁忌：

感染症：

看護サマリーは
ケアの継続を保証するもの。
申し送りとしてしっかり
伝わる内容にしましょう

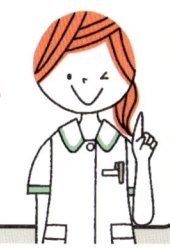

看護上の問題点：

看護の経過：

残された問題：

特記事項：

ADL	食事：	排泄：
	移動：	清潔：
	更衣：	睡眠：
	認知障害：	行動障害：
主治医：		担当看護師：
病棟看護師長：		記載者：

31 クリニカルパスで看護記録は楽になる？

3 POINTS!

- クリニカルパスは、疾患別の標準治療計画に基づいた医療管理手法
- クリニカルパスには、アウトカム（達成目標）を設定する
- アウトカムが得られない場合は、バリアンス（変動・逸脱）として記録する

 クリニカルパスを使うと、**看護記録が楽になる**そうですね。

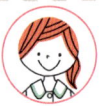 **計画通りに治療が進めば、アウトカムをチェックするだけ**なので、とても効率的になります。

 アウトカムというのは、クリニカルパスの表に書かれている項目ですよね。

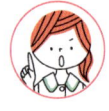 表の**横軸が日付、縦軸がケア介入項目**で、そこに書き込まれる介入内容がアウトカムということね。

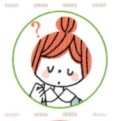 アウトカムが達成されない場合はどうなりますか？

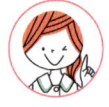 その場合は**バリアンス**として、その内容を記録します。バリアンスの記録は、SOAP など今まで紹介した記録法を使います。

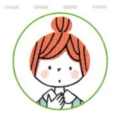 なるほど。とても簡略化された記録法だけど、患者さんによってはバリアンスだらけになりそうですね。

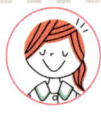 クリニカルパスは標準治療計画なので、**すべての患者さんには使えません。**詳しくは ➡P.84 で説明します。

クリニカルパスの構成要素を押さえよう

クリニカルパスは、入院から退院までのスケジュールが一覧できる、疾患別の標準治療計画表です。パスの横軸は時間（日付）、縦軸はケア介入項目（治療、検査、投薬、食事など）、表にはアウトカム（介入内容＝達成目標）が書き込まれていきます。

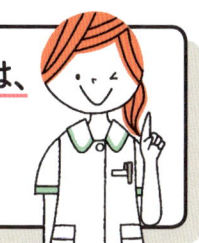

クリニカルパスは、疾患別に用意されています。

時間 →	11/3	11/4	11/5	11/6	……
治療・処置					
検査			介入内容		
薬			＝		
食事			アウトカム		
……					

（ケア介入 ↓）

アウトカムが得られない→バリアンス評価

アウトカムには介入アウトカム（医療者による治療、処置、検査など）と患者アウトカム（患者さんの目標となる状態）があります。予定されたアウトカムが得られない場合は、バリアンス（変動・逸脱）として、目標不達成の理由、要因、程度などを評価します。

アウトカムの分類

介入アウトカム	医療者が行うべきタスク	治療、処置、与薬、検査、観察項目、食事、清潔、排泄、食事指導など。
患者アウトカム	患者さんが目標とする状態	状態・日常動作（傷が治癒する、平熱になる、食事摂取ができるなど）、疾患と治療に対する知識や理解、合併症が出現しないなど。

バリアンスの分類

正のバリアンス	予定の繰り上げや入院期間短縮など、プラス方向の変化
負のバリアンス	予定遅延、処置追加や入院期間延長など、マイナス方向の変化

バリアンスの程度

変動	クリニカルパスを変更せずに継続可能
逸脱	クリニカルパスを一部変更することで継続可能
脱落	クリニカルパスの継続不能

バリアンスの原因

患者要因
医療者・病院要因
社会要因（家族、施設など）

32 クリニカルパスが目指すものは？

3 POINTS!

- クリニカルパスは、標準治療が適用できる患者を対象とする
- POSは問題解決志向型、クリニカルパスは目標管理志向型
- POSとクリニカルパスにより、効率的で質の高い医療を実現

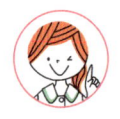 クリニカルパスは、適用する疾患・治療を限定し、**標準治療の範囲で治癒可能な患者さんを対象**としたものです。

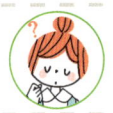 標準治療の範囲を超える場合は、クリニカルパスを使わない？

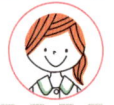 はい。その場合は、個別にアセスメントして治療計画を立てます。

 標準治療ならば、**決められた手順**で行ったほうが**効率的**ですね。

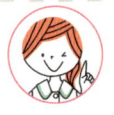 それに、共通した治療計画ならば、**担当者が替わっても同じ治療・ケアを保証**できます。

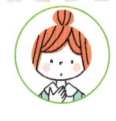 でも、POSとは考え方が逆？　POSは患者さんの問題から目標を立てるけど、クリニカルパスは目標が先に決まってるっていうか…。

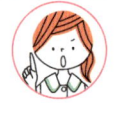 そう。看護過程の展開が逆だね。**POSは従来の問題解決志向型**だけど、**クリニカルパスは目標管理志向型**です。

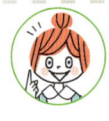 なるほど。二つを組み合わせれば、**効率的で質の高い医療が実現**できそうですね。

二つの考え方で、看護の質を高めていく

アセスメントから患者さんの問題を明確にし、その問題解決に向けた看護実践を計画していく POS の考え方とは違い、クリニカルパスは、目標を先に立ててその達成度をアセスメントしながら進めていきます。両者を組み合わせることで、効率的で質の高い看護を展開することができるでしょう。

POS とクリニカルパス　考え方の違い

POS （従来の看護過程）	問題解決志向	アセスメント→看護問題→看護計画→ 問題解決
クリニカルパス	目標管理志向	目標設定→達成度のアセスメント （PDCA）→目標達成

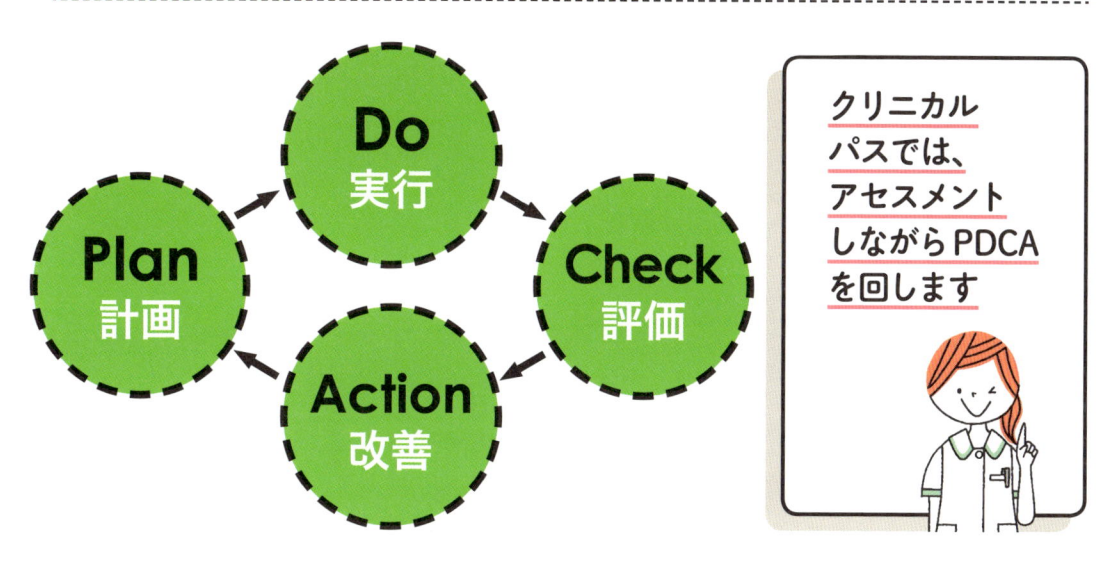

クリニカルパスでは、アセスメントしながら PDCA を回します

クリニカルパスを使うメリットを知ろう

クリニカルパスには、入院から退院までの治療計画がすべてまとめられているので、医師、看護師、薬剤師、栄養士など各担当が、どの時点でどう介入するかが一目でわかり、チーム医療が強化されます。患者さん向けのパスも提供されるので、インフォームドコンセントが充実するなど、様々なメリットが考えられます。

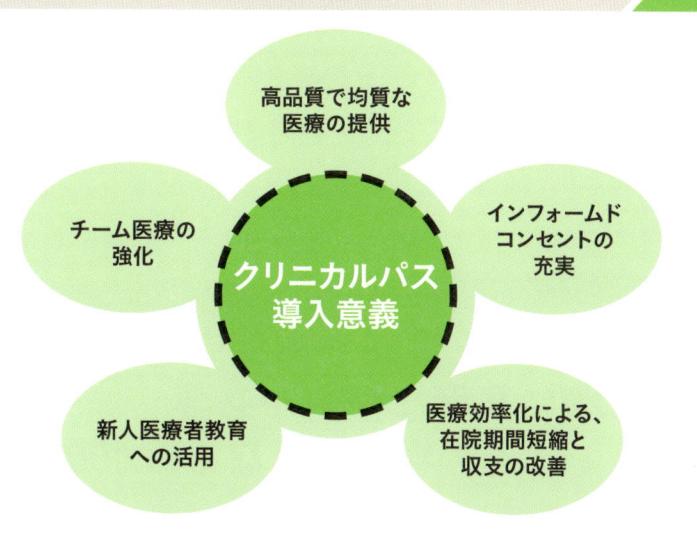

高品質で均質な医療の提供

チーム医療の強化

クリニカルパス導入意義

インフォームドコンセントの充実

新人医療者教育への活用

医療効率化による、在院期間短縮と収支の改善

看護必要度は何のために必要？

33

3 POINTS!

- 看護必要度は、必要な看護量を数値化したもの
- 適正な人員配置や医療費設定を行うための指標となる
- 「患者さんにとってどれだけの看護が必要か」を示す

 これからは、**看護必要度を踏まえた看護記録**が必要になると聞いたのですが、どういうことですか？

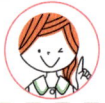 その前に、看護必要度の説明をしたほうがいいかしら。

 ハハハ。あまりわかってないので、ぜひお願いします！

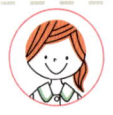 看護必要度を一言で説明すれば、各病院や病棟で**どれくらい看護が必要かを数値化したもの**です。

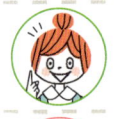 いつも先輩たちが記入してますよね。でも、何のために？

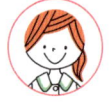 患者7名に対して看護師1名を配置している病院と、患者10名に看護師1名の病院では、どちらが高度な医療を提供していると思う？

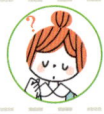 患者さんの数が少ないほうが手厚い看護ができるから、7対1のほうかな？

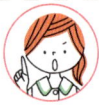 正解！ **急性期や重症患者が多いほうが、治療や看護に高度な技術が必要**で、より多くの人員や医療費が求められます。**その物差しとなるのが看護必要度**なのです。

看護必要度は「必要な看護量」を示す

軽症の患者さんと重症の患者さんでは、求められる看護の質と量が異なります。看護必要度は、この違いを数値化して客観的に評価し、適正な人員配置や医療費設定を行うための指標とし、「それぞれの患者さんにとってどれだけの看護が必要か」を示すものです。

適切な人員配置が狙いなのね

重症患者が多い病院

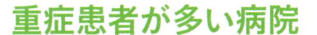
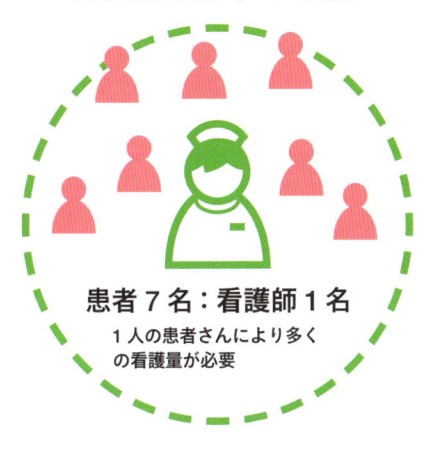

患者 7 名：看護師 1 名
1 人の患者さんにより多くの看護量が必要

軽症患者が多い病院

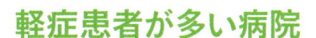
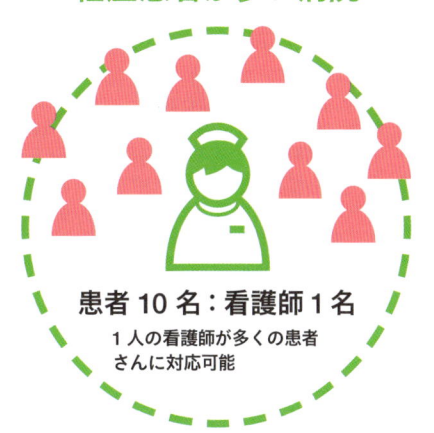

患者 10 名：看護師 1 名
1 人の看護師が多くの患者さんに対応可能

看護必要度の構成を知る

看護必要度は、2014 年度の改定により「重症度、医療・看護必要度」が正式名称となっています。看護必要度の評価票には、一般病棟用・特定集中治療室（ICU）用・ハイケアユニット（HCU）用の 3 種類があり、治療・処置・モニタリングに関する A 項目、患者の状況に関する B 項目、手術に関する C 項目から構成されています。

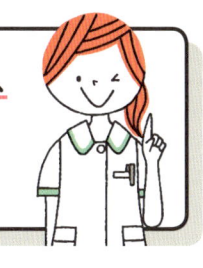

評価票の詳細は、次ページをご覧ください

重症度、医療・看護必要度	一般病棟用	A 項目	モニタリング及び処置等
		B 項目	患者の状況
		C 項目	手術等の医学的状況
	特定集中治療室（ICU）用	A 項目	モニタリング及び処置等
		B 項目	患者の状況
	ハイケアユニット（HCU）用	A 項目	モニタリング及び処置等
		B 項目	患者の状況

「重症度、医療・看護必要度」の評価票
(一般病棟用)

＜A項目＞

(配点)

	モニタリング及び処置等	0点	1点	2点
1	創傷処置	なし	あり	
2	呼吸ケア(喀痰吸引のみの場合を除く)	なし	あり	
3	点滴ライン同時3本以上の管理	なし	あり	
4	心電図モニターの管理	なし	あり	
5	シリンジポンプの管理	なし	あり	
6	輸血や血液製剤の管理	なし	あり	
7	専門的な治療・処置 (①抗悪性腫瘍剤の使用(注射剤のみ)、 ②抗悪性腫瘍剤の内服の管理、 ③麻薬の使用(注射剤のみ)、 ④麻薬の内服、貼付、坐剤の管理、 ⑤放射線治療、⑥免疫抑制剤の管理、 ⑦昇圧剤の使用(注射剤のみ)、 ⑧抗不整脈剤の使用(注射剤のみ)、 ⑨抗血栓塞栓薬の持続点滴の使用、 ⑩ドレナージの管理、⑪無菌治療室での治療)	なし		あり
8	救急搬送後の入院	なし		あり

A得点

＜B項目＞

(配点)

	患者の状況	0点	1点	2点
9	寝返り	できる	何かに つかまれば できる	できない
10	移乗	介助なし	一部介助	全介助
11	口腔清潔	介助なし	介助あり	
12	食事摂取	介助なし	一部介助	全介助
13	衣服の着脱	介助なし	一部介助	全介助
14	診療・療養上の指示が通じる	はい	いいえ	
15	危険行動	ない		ある

B得点

＜C項目＞

（配点）

	手術等の医学的状況	0点	1点
16	開頭手術（7日間）	なし	あり
17	開胸手術（7日間）	なし	あり
18	開腹手術（4日間）	なし	あり
19	骨の手術（5日間）	なし	あり
20	胸腔鏡・腹腔鏡手術（3日間）	なし	あり
21	全身麻酔・脊椎麻酔の手術（2日間）	なし	あり
22	救命等に係る内科的治療（2日間） （①経皮的血管内治療、②経皮的心筋焼灼術 等の治療、③侵襲的な消化器治療）	なし	あり

C得点

「重症度、医療・看護必要度」を評価する際、それぞれのチェック項目には厳密な定義があります。この定義に従って適切な評価を行うことで、看護の質と量が数値化され、適正な人員配置が可能になります。病院が提供する医療が高度なものであるかの判断材料にもなるので、病院経営にとっても大切なものです。

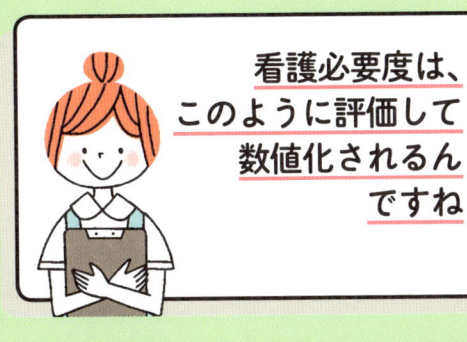

看護必要度は、このように評価して数値化されるんですね

看護記録は、看護必要度評価の根拠を示せるように書く必要があります。
そのために大切なことを、次ページで紹介します

※特定集中治療室（ICU）用、ハイケアユニット（HCU）用のA項目は、看護必要度の専門書を参考にしてください。B項目は、各評価票共通です。

34 看護必要度に応じた記録とは？

3 POINTS!

- 看護必要度は、医療の質を評価する指標となる
- 看護介入の事実と根拠を記録に残すことが重要
- 記録する際には、B項目をチェックしながら書く

 看護必要度の評価は、**病院経営にとって大事なもの**ですね。

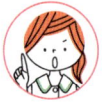 **高度な医療が行われているかの目安となるもの**だから、大変だけどしっかり記録に反映させないとね。

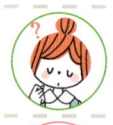 具体的にはどうしたらいいのですか？

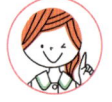 患者さんの記録に加えて、**「看護師が行ったこと」を明確にする**必要があります。

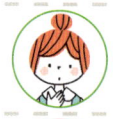 看護介入について詳しく書くということですか？

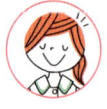 特に**B項目は看護の専門領域**だから、摂取した事実と根拠を伝えることが重要ね。

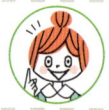 B項目というのは、寝返りや食事摂取などの7項目ですね。

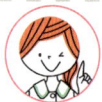 この7つについては、記録する際に**項目をチェックしながら書く**といいでしょう。

看護必要度の根拠となる看護記録を書く

看護必要度が導入されたことによって、看護記録の書き方にも変化が求められています。基本的なことは変わりませんが、患者さん主体の内容に加えて、「看護師が行ったこと」もこれまでより意識して明確に書く必要があるでしょう。看護師の日常的な介助行為も、看護必要度の根拠として記録しなければならないからです。

看護記録に求められることは、時代とともに変化します

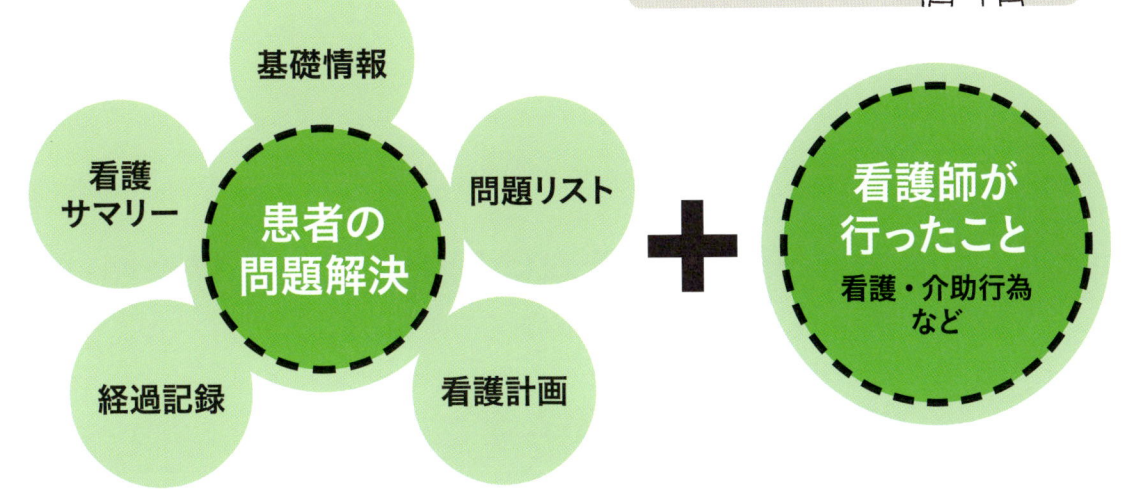

基礎情報

看護サマリー

患者の問題解決

問題リスト

経過記録

看護計画

＋

看護師が行ったこと
看護・介助行為など

看護介入にかかわるB項目は特に注意する

看護記録には看護必要度すべての項目の証拠となる記録を残しますが、看護領域において特に重要なのは患者さんの状態に関するB項目です。B項目の7つの介助項目を特に意識して、経過記録には行ったこととその根拠を示すことを心がけましょう。

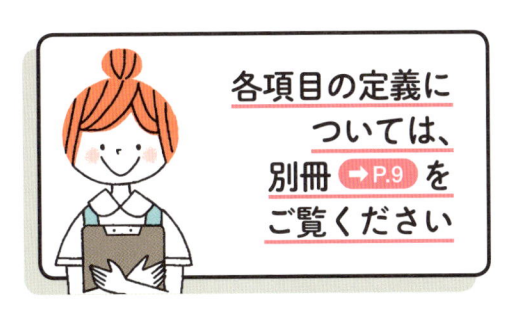

各項目の定義については、別冊 ➡P.9 をご覧ください

B項目に当てはまる介助が発生した場合の記録に必要な要素

B項目

- ・寝返り　　　・移乗
- ・口腔清潔　　・食事摂取
- ・衣服の着脱
- ・診療・療養上の指示が通じる
- ・危険行動

➡

看護介入の事実がわかる
看護介入の理由がわかる

35 何のための電子カルテ？

3 POINTS!

- 電子カルテの目的は、情報共有と業務効率化による医療サービス向上
- 医療情報の電子化は、国や地域に貢献する
- 電子カルテの特徴を知ることが大切

 うちの病院も来年度から電子カルテが導入されますね。

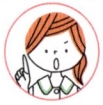 **電子カルテのシステムは病院によって様々**だけど、今まで教えた基本がわかっていれば対応できるはずよ。

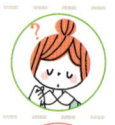 でも、**パソコン苦手だからすごく不安**です。

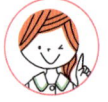 それは今のうちから慣れておくしかないわね。キーボード入力の練習をしておくと看護記録も楽になるわよ。

 がんばります！　でも、電子カルテは時代の流れなんですかね？

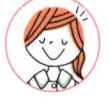 医療情報の電子化は、国の方針に基づいた計画。**情報共有と業務の効率化という目的**は、地域行政にも貢献するものだね。

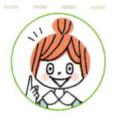 なるほど。**IT化で医療全体の質を上げよう**ということですね。

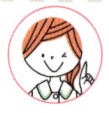 そういうこと。そのためには、看護と記録の基礎を身につけたうえで、**電子カルテの長所・短所を知る**ことが必要だわ。

電子カルテの特徴を知る

医療情報の電子化は、迅速で広域な情報共有や業務の効率化を実現するために、国家規模の取り組みとして全国の病院で進められています。電子カルテのメリットとデメリットを把握して、記録時間短縮など業務効率を上げれば、より質の高い看護につながります。

電子カルテのメリット

情報共有・アクセスが容易	病院内のネットワークにより情報が共有化され、必要な情報に素早くアクセスできる。
記録の効率化	情報がデータベース化されていれば、同じ情報を様々な用紙に記入する手間が省ける。計画や経過記録もマスター入力を利用して効率的に書ける。
情報の真正性	いつ、誰が記録したかが履歴として残るので、情報が改ざんされにくい。
省スペース・保存性	記録は電子データとしてサーバーに保管されるので、紙の資料よりも場所をとらず、半永久的な保存が可能。

情報の共有化・業務の効率化医療サービスの向上

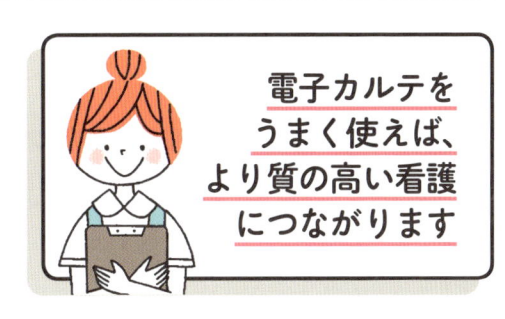

電子カルテをうまく使えば、より質の高い看護につながります

電子カルテのデメリット

トレーニングが必要	コンピューター・ソフトウエアを扱うリテラシーと入力技能が必要とされるため、不慣れな場合はトレーニングが必要となる。
一覧性の低下	閲覧データがモニター画面に限定されるので、紙資料のように並べて一覧することができない。
トラブルに弱い	停電やシステムダウンなど、トラブルが起きた際には、病院全体の情報機能が停止する恐れがあるので、万が一の場合のリスク回避策が必要。
導入コスト	導入に膨大な費用と時間がかかる。一度構築されたシステムが使いにくい場合、改良コストも負担となる。

36

記録入力時は ここに注意！

3 POINTS！

- 入力間違いは極力避ける
- 入力確定前に必ず記入事項を確認する
- その場でリアルタイムな記録を心がける

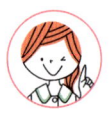 カルテの電子化で一番気をつけたいのは、**入力間違いの情報を流す**こと。入力確定したらすぐ病院中で閲覧できてしまいます。

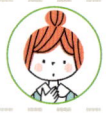 違う患者さんのカルテに入力したら大変ですね。

 医療事故にもつながりかねないから、**入力確定の前に必ず確認する習慣をつける**ようにしましょう。

 間違えた記録は削除してもいいのですか？

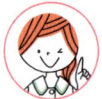 基本的に**削除はNG。** 削除してもデータは残るし、改ざんと疑われかねません。訂正を繰り返すことも信憑性が低下するから慎重にね。

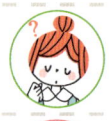 入力のタイミングですが、その場で行ったほうがいいのですか？

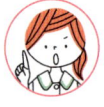 なるべく**その場でタイムリーな記録が取れることが望ましい**です。すぐに入力できない場合は、時刻と内容をメモしておいて、あとから正確に入力しましょう。

 ベッドサイドで患者さんの話を聞きながら記録できるのは便利ですね。

電子カルテの入力は慎重に

電子カルテの記録は、入力が確定すると病院内のあらゆる職域で閲覧可能となります。入力を間違えると、誤った情報が院内に流れ、医療事故にもつながりかねません。カルテの信憑性を損なわないためにも、入力内容は慎重に確認する習慣を身につけましょう。

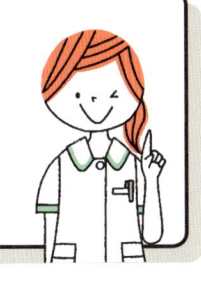

患者氏名、
入力日時を指さし確認！
誤字・脱字・変換ミスも
チェックしてね

記録の修正	電子カルテでは入力履歴がすべて残り、修正時も修正者と修正時刻が記録されるので、改ざんされにくいシステムとなっています。しかし、修正が重ねられると信憑性が低下し、改ざんと受け取られる可能性もあります。できる限り修正のない正確な記録を心がけましょう。
記録の削除	紙カルテにも言えることですが、記録の削除・追記は原則的には行いません。記録の改ざんを疑われるからです。ただし、日付間違いなど削除が必要なケースもあるので、その場合は削除の申請を行うなど、各施設のルールに従ってください。

リアルタイムの記録を心がけよう

ノートPCなどのモバイルデバイスを持ち歩けば、ベッドサイドなどその場で記録できるのが電子カルテの大きな利点です。可能な限り、観察や介入内容を行った時点で記録できれば、効率的で記録の質も向上します。

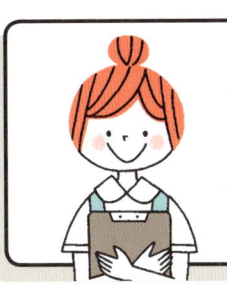

タイムリーな
記録を
心がけるわ！

あとから入力する場合

観察や介入を行った
時刻と大まかな内容
をメモ

→

時刻と内容を正確に入力

時刻変更機能が
使える場合は活用する

看護記録 ありがちなギモン Q&A

Q 患者さんの状態が安定しており、毎日似たような記録になってしまいます。これでいいのでしょうか？

A 患者さんへの関心度を高めよう

患者さんの状態が安定している場合、体温表やフローシートの余白に要点のみ記入しておくなど、各医療機関での取り決めに従えばよいでしょう。

ところで、本当に患者さんに変化はないのでしょうか？ 観察視点をもっと多面的に持ち、患者さんへの関心度をさらに高めれば、いろいろ気づくことが増えてくるものです。

また、変化がない場合でも、これ以上改善の余地がない状態で変化がないのか、改善されないまま変化がないのかでは介助の視点も異なります。患者さんの状態が改善されないままだったら、これまでの視点を変えてみる必要があるでしょう。

A 思考過程が読み取れるアセスメントを書こう

看護実習の実習記録では、思考過程（思ったことや考えたこと）を書くよう指導されたと思います。しかし、これは論理的な思考を身につける教育のためであって、看護記録におけるアセスメントの目的は、思考過程を記録することではありません。

アセスメントを書く目的は、看護計画の目標に近づいているかを評価することです。評価とは、思考の結果となるものですから、その過程をすべて記録すると、感想文のようなアセスメントになってしまいます。

思考過程を書かなくても、主観的な情報（S）と客観的情報（O）に基づいた適切なアセスメントからは、その思考過程が読み取れるものです。

Q SOAPのA（アセスメント）には、看護の思考過程を書くべきなのでしょうか？

A 記録を目的とした文書であることを考えて

Q 他の施設に提供する看護サマリーは、「です・ます」調で書かないといけないのですか？

転院先の病院や介護施設などに提供する看護サマリーは、相手に敬意を払って丁寧な表現がよいと考える人も多いと思いますが、特に公的なルールはありません。院内の規定がある場合は、そちらに従いましょう。

看護サマリーも記録を目的とした文書なので、常体（だ・である）を用いた記録が一般的です。必要な情報を簡潔に記述するという観点から、敬体（です・ます）よりも常体を用いることが多いのではないでしょうか。

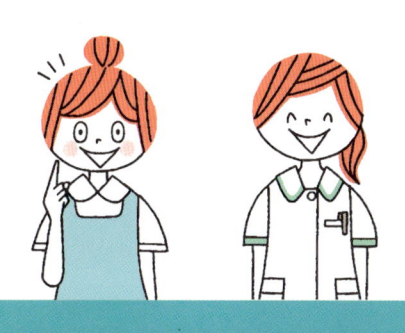

適切に早く
記録するコツを知る

1 書き間違え・書き忘れ の対処法

3 POINTS!

- 訂正部分には二重線を引き、訂正前の内容がわかるようにする
- 消去や塗りつぶしなど、「改ざん」と疑われる行為は避ける
- 訂正・追記の際には、日時やサイン明記などのルールに従う

 これまでの話で、どんな考え方で看護記録を書けばよいのかがわかりました。次は書き方のコツみたいな話が聞きたいです。

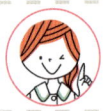 その前に超基本ルールの確認だけど、書き間違えたときはどうしてる？

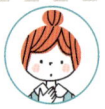 **二重線を引いて訂正**し、横に**日時とサイン**を入れています。

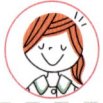 合格。最近、消せるボールペンを使っている子がいたけど、あれはダメ。

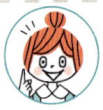 **消したら「改ざん」と思われちゃいます**ね。修正液もダメですよね。

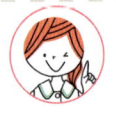 **一度書いた記録を消したり塗りつぶすのはNG。** 追記はしたことある？

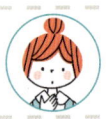 まだ、ひよっこなもので、追記の経験はありません。

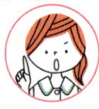 追記はなるべく避けたいけど、どうしても**必要なときはルールに従って追記**します。しっかり覚えておいてね。

訂正前の内容がわかるように修正する

看護記録に誤った記載をした場合は、適正な方法で訂正を行います。その際にやってはいけないことは、訂正前の内容を消したり塗りつぶしたりすること。このような訂正を行うと、記録の改ざん（事実と異なる不当な改変を行うこと）を疑われ、証拠隠滅や文書偽造の罪に問われる場合があるからです。『看護者の倫理綱領』第3条「看護者は、対象となる人々との間に信頼関係を築き、その信頼関係に基づいて看護を提供する」（日本看護協会）にも反する行為となります。

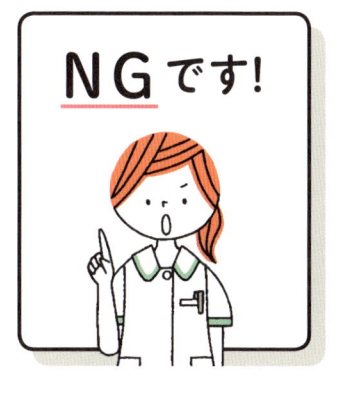

 鉛筆など消せる筆記具の使用

 修正液・修正テープの使用

 訂正部分の塗りつぶし

訂正・追記はルールに従って行う

記録を訂正する場合は、誤った部分に二重線を引き、訂正部分を明示します。記録への追記も、改ざんと評価される可能性があるため、本来は行うべきものではありません。どうしても必要な追記は、追記事項とわかるように、書き加えた日時を明記して署名します。

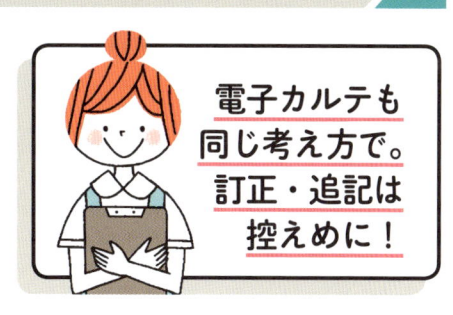

電子カルテも同じ考え方で。訂正・追記は控えめに！

記録訂正のルール

・訂正箇所に二重線を引く。
・訂正箇所の近くに日時とサインを明記する。
・一度書いた記録の消去・塗りつぶしは厳禁。

記録追記のルール

・書き加える文書が追記であることを明示する（「追記」と書き添えるなど）。
・追記分の近くに日時とサインを明記する。
・記入者が有利になると受け取られる可能性のある追記は行わない。

2 「何を書いていいか わからない」を解消する

3 POINTS!

- 観察項目を準備することで、記録が早くなる
- 看護目的にかなった観察項目を準備する
- 観察項目は、ヘンダーソンの14項目などを参考に考える

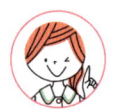 記録を書くのに時間がかかる一番の理由は何だと思う？

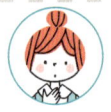 う〜ん。私の場合、**書き始めるまでに時間がかかる**んです。何をどう書こうかって、悩んでるうちに時間がたってしまって…。

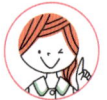 何を書くべきか悩むのは、**準備不足**からくるものじゃないかな？

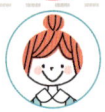 準備ですか？　前日に患者さんの情報収集をして、翌日の介助項目などはチェックしていますよ。

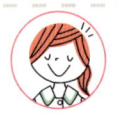 そのとき、看護の目的を踏まえて、**どこを観察すべきかまで確認**してる？

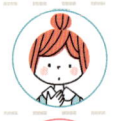 そこまでは考えていません…。次の日に何をやるかだけですね。

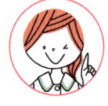 **大体の観察項目を決めておけば、的確な観察ができる**し、それをメモしておけば、あとは迷わずに書けるでしょ。

 なるほど、患者さんにどんな問題があって、**どんな観察が必要か準備しておけば、書くことは決まってくる**というわけですね。

観察すべきことを準備しておく

1日を振り返って看護記録を書く場合、あらかじめ書くべきことを準備しておくと、早く書けるようになります。患者さんの情報収集の要となるのは「観察」ですから、何を観察すべきか考えておき、観察で得られた所見などをメモしておけば、あとはそれを記録として残すだけです。

とはいっても、経験の浅い新人ナースの場合は、観察項目を考えること自体が難しいかもしれません。観察項目を考えるうえでのポイントは、患者さんの問題解決という目的のための観察であること。その尺度として「ヘンダーソンの14項目」➡P.42 などの看護理論を活用するといいでしょう。

記録を書くのが早くなるフロー

準備

- 看護目的（＝患者さんの問題解決）の確認
- 目的のための観察項目を準備（メモに箇条書きにしておくとよい）

当日の看護

- 準備した項目を中心に観察
- 患者さんの状態、反応などをメモ
- メモをもとに看護記録を書く

これなら迷いなく書けそう！

観察項目の考え方

肺炎患者さんの場合

正常な呼吸という基本的欲求が満たされるかという観点で観察

観察項目1
ガス交換は正常か

観察項目2
安楽に呼吸できているか

観察項目3
呼吸に適した空気環境が整っているか

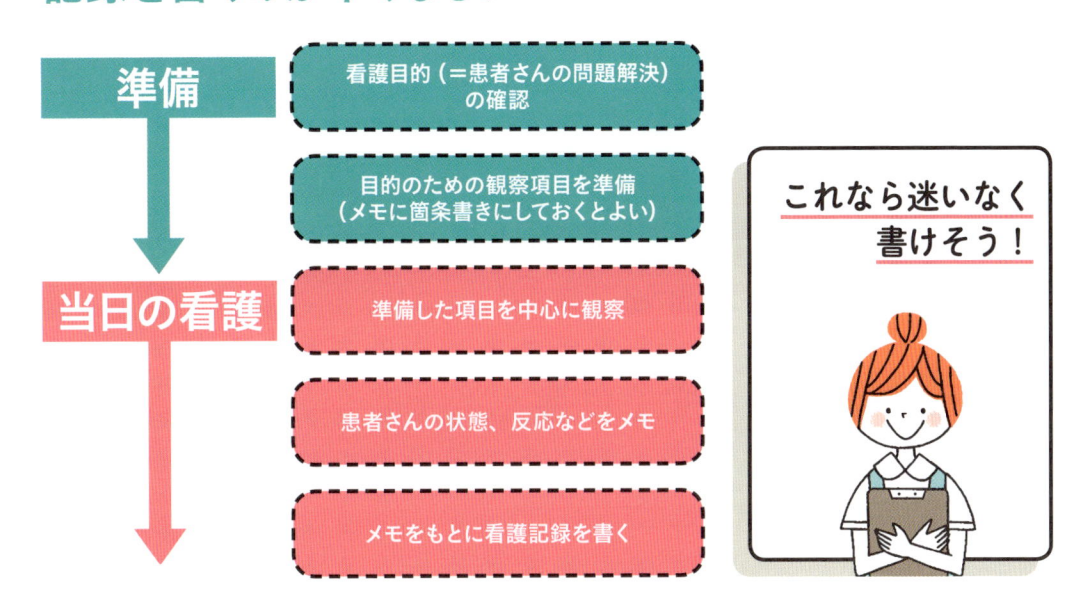

ヘンダーソンの基本的欲求 ➡P.43

基本的欲求 14 項目	アセスメントのポイント	マズローの5段階
1 正常に呼吸する	・ガス交換が正常か ・安楽に呼吸できるか	生理的欲求
2 適切に飲食する	・必要な栄養が摂れているか ・食事に満足感があるか	
3 身体の老廃物を排泄する	・正常な排泄ができているか ・排泄物に異常はないか	
4 移動する・好ましい肢位を保持する	・適切な姿勢がとれているか ・よい姿勢を理解しているか	
5 睡眠・休息をとる	・十分な睡眠がとれているか ・睡眠パターンに変化はないか	
衣服を選び、着脱する	・適切な衣類を身につけ ・自力で身	

3 とにかくすぐに書く！

3 POINTS!

- できるだけ「すぐに書く」習慣を身につける
- 書けるタイミングを見つける
- 仕事が早い先輩をよく観察する

 「何を書いていいかわからない」が解消されたら、次の問題は「**思い出すのに時間がかかる**」じゃないかな？

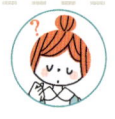 その通りです！ **思い出すために使う時間ってすごくもったいない**と思うんですけど、どうしたらいいですか？

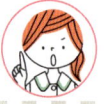 「**ケアをしたらすぐに書く**」を習慣づけるしかないわ。

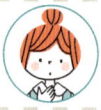 そうは言っても、業務が立て続けにあって、なかなか時間がとれません！

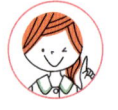 ちょっとした**空き時間を見つけてメモ**を取りましょう。その場で書けない場合は、「これは昼食までに書く」とか決めて実行すればいいのよ。

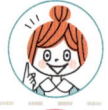 そういえば、先輩はカンファレンス前の待ち時間によく書いてますね。

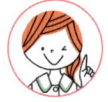 仕事がこなせる先輩のやり方をよく見て、真似するのもいい方法ね。私よりも、K子さんなんかの仕事ぶりを観察してお手本にするといいわ。

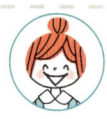 K子先輩、憧れなんです。**できる先輩たちの真似をする**ことから始めてみますね。

「すぐ書く」習慣を身につけよう

人間は忘れる動物です。時間がたつほど思い出すのに時間がかかるから、この時間を減らすほど、記録を書く時間を短縮できます。そのためには、すぐ書く習慣を身につけること。「○○の後は時間が空くからメモする」という感じで、書くタイミングをパターン化し、「午前中のケアは午前のうちに記録する」などの目標を立てましょう。

> 「朝起きたらすぐ顔を洗う」とか、日常生活でも「すぐやる」ことをルーチン化して習慣づければ、「すぐ書く」も身についていくわよ。

> なるほど。1日の行動ですぐやることを増やしていけば、記録もすぐ書けるようになりそう！

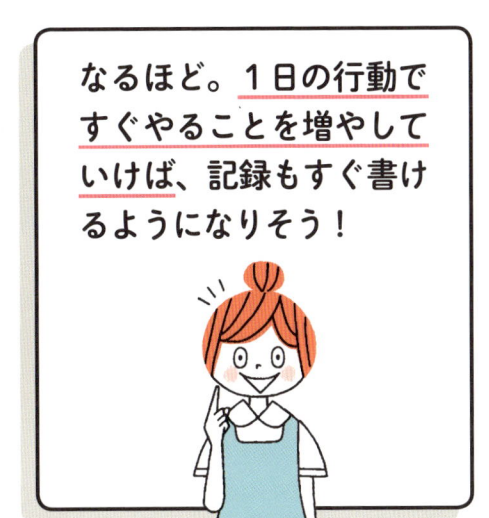

仕事が早い先輩の技を学ぼう

仕事をテキパキこなす先輩は、看護記録も知らないうちに書いています。どんなタイミングでメモを取っているか観察して真似してみるのも効果的です。機会があれば、率先して一緒に仕事をして、言動やしぐさにも注目してみてください。先輩ナースからは、様々なことが学べます。

> できる先輩の手伝いをすると、自分もできそうな気になるから不思議ですよね。

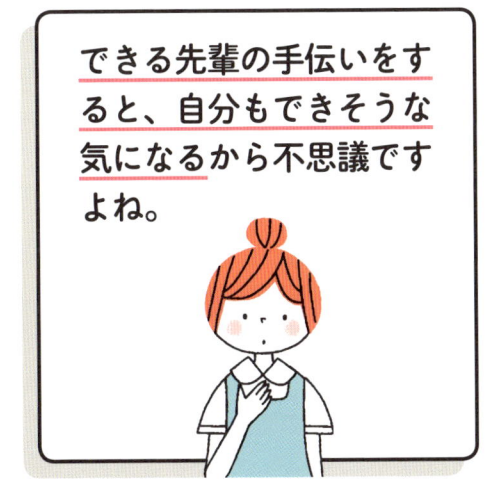

> 自分より上のレベルの人と共同作業すると、あなたの行動も徐々に変わってレベルアップしていくはずよ。

4 無駄のない記録を書くには？

3 POINTS!

- 簡潔な記録のために、情報を取捨選択する
- 目標達成のために必要な情報のみに絞り込む
- 目標が実現できているかという視点から書く

 看護記録って、書くことが多すぎてすごく時間がかかってしまいます。

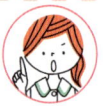 ちょっと記録を見せてごらん。うーん、ダラダラ長いだけでわかりにくいなあ。

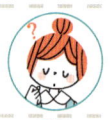 やっぱり…。無駄が多いんですかね？

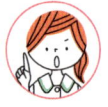 **患者さんの状態を書き並べているだけ**で、必要ない記述も多いわね。申し送りとしても不十分。

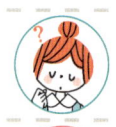 どのへんから改善したらいいですか？

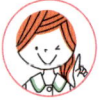 まず、**情報の取捨選択。**患者さんの目標があって、**目標達成のために必要なケアとその経過**だけに絞って整理していきましょう。

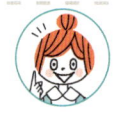 何のために看護しているかという目的を明確にすれば、重要なことと無駄なことがはっきりするんですね。

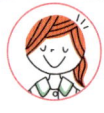 はい。**目標を設定して、それが実現できているか**という視点から考えれば、記録も看護業務も効率的になっていきます。

目標達成のための情報を取捨選択する

看護記録は、必要な情報だけを簡潔にまとめる必要があります。しかしながら、まだ看護経験の浅い時期に、必要な情報と不要な情報を取捨選択するのは難しいものです。まず患者さんの目標をしっかり把握し、その目標にかなった情報であるかという判断基準を持つようにしましょう。

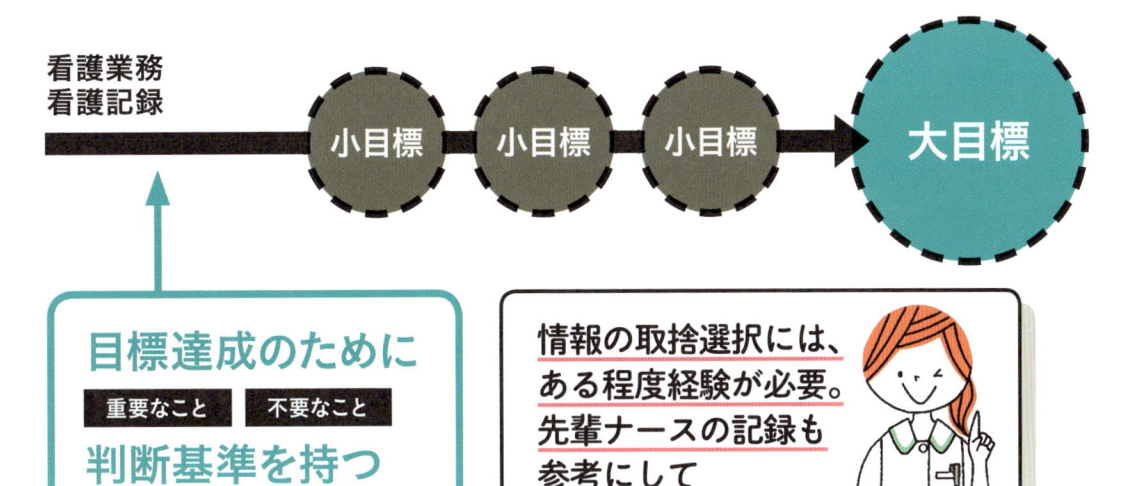

看護業務
看護記録

小目標　小目標　小目標　→　大目標

目標達成のために
重要なこと　不要なこと
判断基準を持つ

情報の取捨選択には、ある程度経験が必要。先輩ナースの記録も参考にして

記録の無駄を省くチェックポイント

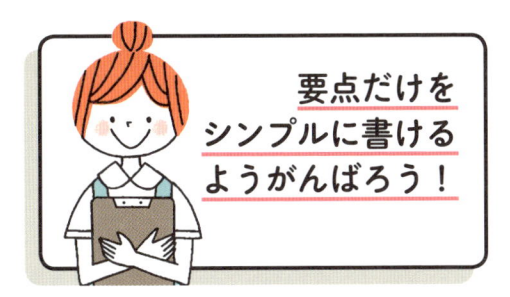

要点だけをシンプルに書けるようがんばろう！

無駄の多い冗長な看護記録は、書くのに時間がかかるばかりでなく、読み手にも伝わりにくいものになってしまいます。目標達成のための情報を取捨選択し、重複はないか、目標と無関係な観察記録はないか、憶測や主観的記録はないかを確認しましょう。

チェックポイント

 重複はないか？
体温表などにまとめられている情報を、経過記録にわざわざ書く必要はありません。

 目標と無関係な観察記録はないか？
患者さんの状態観察が、看護過程の目的にかなったものであるか常に確認しましょう。

 憶測や主観的記録はないか？
客観的事実から外れた憶測や考え、感情などが記録に含まれないようにしましょう。

5 引継ぎに役立つ記録を書く

3 POINTS!

- 経時的な変化が伝わる記録を書く
- 症状の記録は客観的・具体的に
- 引継ぎ担当者が必要とする情報を伝える

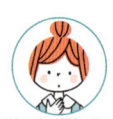 私の記録は「申し送りとしても不十分」のようですね…。

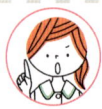 患者さんの状態を書いているだけで、**以前と比べてどう変化しているか**が抜けています。

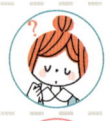 前日と比べて良くなっているとか、悪化しているとかの変化ですかね？

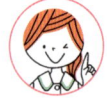 そう。**経時的な変化を伝える視点**で記録を書くと、引継ぎがスムーズになります。

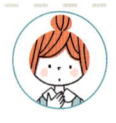 なるほど、夜勤のナースに、今日はこんな変化があったので、夜も引き続き注意してくださいと伝えられますね。

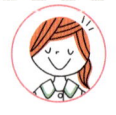 それから、湿疹などの症状は、**色や広がり具合などを客観的に**伝えてあげると、次の担当者が評価しやすくなります。

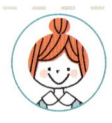 湿疹があるということだけじゃなくて、以前の状態がわかると看護がしやすくなりますね。

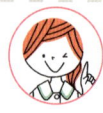 経時的に症状がどう変化しているか、その変化を客観的に把握できるように記録に残すと、申し送りとして十分な記録になります。

経時的な変化を伝える視点を持つ

患者さんの状態を記録に残す際、そのときに見たことだけを伝えるのでは不十分です。患者さんの状態が以前と比べてどのように変化したのかも伝えることで、引き継いだナースが継続的な看護を行うことができます。自分が観察したことを経時的な視点で記録に残すよう心がけましょう。

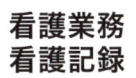

看護業務
看護記録

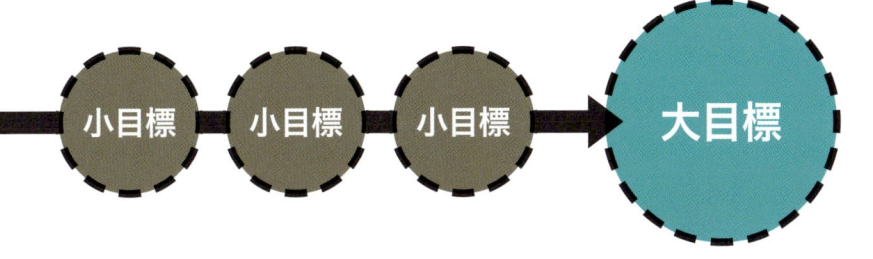

小目標　小目標　小目標　→　大目標

経時的な視点

前日からどう変化しているか

この後どんな変化が起きそうか

時系列の変化を伝える

引継ぎ担当者に
必要な情報は何か？
を考えて
書きましょう

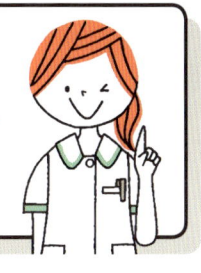

患者さんの症状は、客観的・具体的に伝える

しっかり
伝わる記録が、
看護の質を
高めるのね

患者さんの症状は、誰が読んでもイメージしやすいように、客観的・具体的な記録を心がけましょう。湿疹であれば、性状、色、大きさなどがどのように変化しているかを伝えると、引継ぎ担当者は湿疹についての評価がしやすくなります。

臀部左中央部にオムツかぶれによる湿疹（直径2cmほどの紅斑）あり。かゆみはないが、昨日より炎症範囲が若干広がっている。

❌

臀部左中央部に湿疹が認められる。

6 アセスメントに強くなる①

3 POINTS!

- アセスメントの枠組みの各領域の着眼点を把握する
- 患者さんの状態が、各領域の着眼点に当てはまるか検討する
- 領域ごとの判断を統合することで、看護問題が浮かび上がる

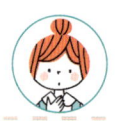 アセスメントがすごく苦手で、何から手をつけていいのかいつも悩みます。

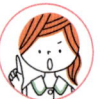 まず、アセスメントとは何か、説明できますか？

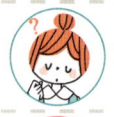 **ケアの現状を評価すること**でしたよね ➡ P.60 。

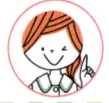 はい、その通りですが、実際どのように評価を書いていますか？

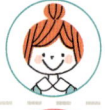 ははは。その辺が根本的にわかっていないというか…。

 基本となる**「アセスメントの枠組み」**についての**理解が足りない**かも。

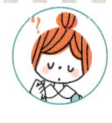 うちの病院はゴードンの11領域を使っていますが、正直よく理解できていません。

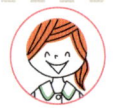 それではまず、ゴードンの枠組みと、**それぞれの領域の着眼点を把握する**ことから始めましょう。

アセスメントの枠組みを理解する

ゴードン、NANDA などのアセスメントの枠組みは、アセスメントを進めるうえでの基礎となります。まずは、それぞれの領域を理解すること。さらに、患者さんの状態がそれぞれの領域に当てはまるかを検討し、領域ごとの判断を統合することで看護問題が浮かび上がります。

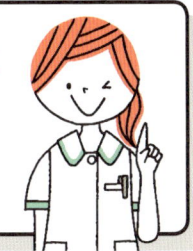

まずは、それぞれの枠組みの着眼点を押さえよう

ゴードンの 11 領域

ゴードンの 11 領域	各領域の着眼点
1 健康知覚／健康管理	患者自身が健康状態をどうとらえているか 今までの健康管理はどうだったか 現在の入院生活、ケアをどうとらえているか
2 栄養／代謝	栄養状態はどうか 食事や水分の摂取状況はどうか 栄養が関係する身体上の問題はあるか 代謝状態はどうか
3 排泄	排泄機能（時間、回数、規則性など）はどうか 失禁や便秘など身体上の問題はあるか
4 活動／運動	ADL（日常生活動作）はどうか 現在の疾患が活動や運動に影響を与えていないか
5 睡眠／休息	睡眠・休息時間は確保されているか 睡眠薬などの援助は必要か
6 認知／知覚	視覚、聴覚、味覚、嗅覚などの低下はないか 代償手段（眼鏡、補聴器など）はうまく機能しているか 疼痛（慢性・急性）、安楽障害などはないか 言語能力、記憶力、判断力、意思決定力はどうか
7 自己知覚／自己概念	不安感、恐怖感などを感じていないか 自身の価値観、アイデンティティ、ボディイメージはどうか
8 役割／関係	家族、親族との関係はどうか 職業上、社会的な役割を自覚し、責任感を持っているか
9 セクシュアリティ／生殖	性的アイデンティティ、性的機能、生殖歴はどうか
10 コーピング／ストレス耐性	ストレスに対する耐性があるか ストレスをコントロールできるか
11 価値／信念	価値観、信念、信仰などが疾患や健康維持に影響するか

アセスメントに強くなる②

3 POINTS!

- アセスメントの枠組みにより、看護の着眼点がわかる
- その着眼点から効率的な情報収集が可能となる
- アセスメントは、パターンをつくると早く書けるようになる

 アセスメントの枠組みを使えば、**看護の際の着眼点**がみえてきますね。

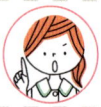 そう、その**着眼点から情報を収集**します。

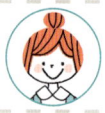 そうすれば自然と情報が整理されていきますね。

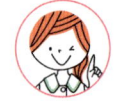 **無駄な情報がなくなる**から、**記録も早く書ける**ようになります。

 でも、集めた情報を評価するのが難しいです。

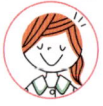 評価する際には、**「判断・理由・結論」**という構成で書くとわかりやすくなります。

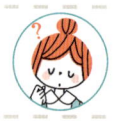 うーん。もう少しかみ砕いてもらえると嬉しいです。

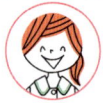 集めた情報から、①患者さんは今こんな**状態**（判断）②なぜなのか**分析**すると（理由）③こんな**予測**がたつ（結論）という具合で文章を組み立てます。

アセスメントの着眼点に合った情報を集める

アセスメントの枠組みの各領域についてしっかり理解すれば、日々の観察に必要となる適切な着眼点が身につきます。この着眼点から情報を集めれば、評価に必要な無駄のない情報収集ができるようになります。

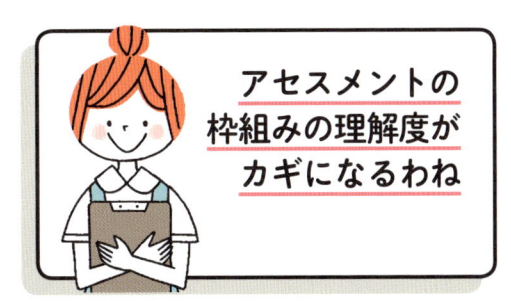

アセスメントの枠組み
各領域の理解

看護の着眼点

適切な情報収集

アセスメントの枠組みの理解度がカギになるわね

アセスメント情報をうまくまとめる

アセスメントの枠組みをもとに集めた情報を評価するには、一定のパターンをつくって考えると早くできるようになります。例えば、「現在どのような状態なのか」→「なぜこのような状態になったのか」→「今後どのような状態が予測されるか」といった流れで評価に必要な要素を組み立てる練習をするといいでしょう。

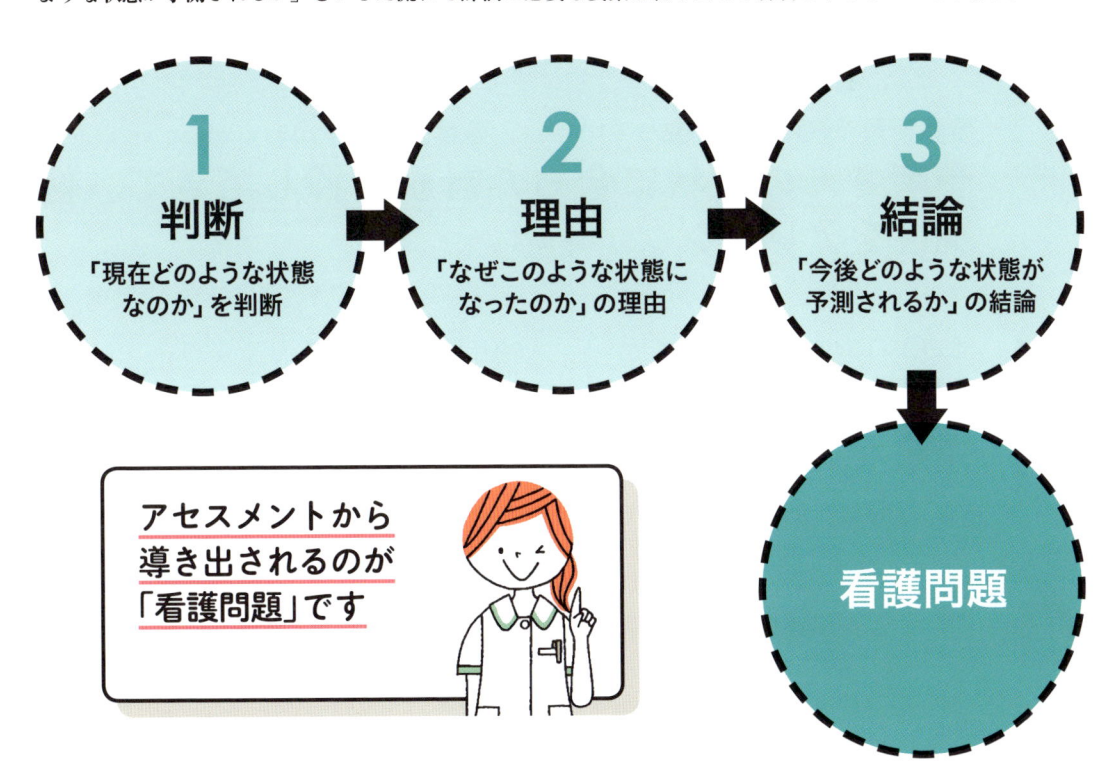

1 判断
「現在どのような状態なのか」を判断

2 理由
「なぜこのような状態になったのか」の理由

3 結論
「今後どのような状態が予測されるか」の結論

看護問題

アセスメントから導き出されるのが「看護問題」です

8 真似することから始めよう

3 POINTS!

- お手本を真似することで、書く力をつける
- 看護計画は、患者さんの症状に合った標準看護計画をもとに書く
- 先輩や同僚が書いた看護記録を参考にする

 やはり大きな悩みは「書くのが苦手」ってことで…。

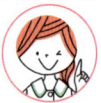 これは経験を積んでいくうちに身についてくるものだけど、最初は**お手本を真似すること**から始めましょう。

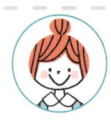 そういえば、看護計画を立てる際には、標準看護計画を使えばいいということでしたよね → P.46 。

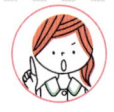 看護実習の教科書にも載っているし、書籍もたくさんあるから、そこから**患者さんの症状に合った計画を探してきて、個別性をアレンジ**していきます。

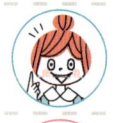 ゼロから考える必要がないから、大幅な時間短縮になりますね。

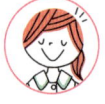 **先輩などの記録を見せてもらう**のも勉強になるわよ。自分の記録と比較しながら読むと、だんだん目が肥えてきます。

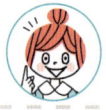 いいところは真似させてもらえばいいですね。

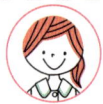 逆に、わかりにくい記録だなと思ったら悪い例として自分も気をつければ、だんだんうまく書けるようになってくるでしょう。

お手本を活かして記録時間を短縮する

看護計画は自分でゼロから書かずに、患者さんの症状に合った標準看護計画を利用すると記録時間が短縮されます。計画内容を十分に吟味し、患者さんに当てはまらない内容は省き、足りない要素を補うことで個別性のある計画になっていきます。

先輩や同僚が書いた記録を見せてもらうことも、いい勉強になります。ポイントのつかみ方や表現方法など、見習うべき記録や悪い見本などを参考にすることで、記録を書く力がついていきます。

標準看護計画の例　胃潰瘍のケース

患者の目標

1	疼痛や苦痛を緩和する。
2	心身の安静が保てる。
3	必要な栄養を摂取できる。
4	疾患の原因・誘因を理解し、生活習慣を改善するセルフケア能力を得る。

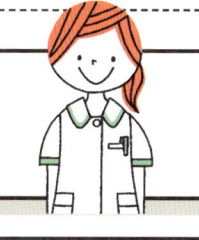

例えば、標準看護計画にこんな患者目標があったとします。あなたが受け持った患者さんに黒いタール便や貧血があった場合、どんな目標を追加すればいい？

胃潰瘍に伴う出血が心配ですね。あと、#2（心身の安静が保てる）は #1（疼痛や苦痛を緩和する）に含めてもいい気がします。

患者の目標

1	疼痛や苦痛を緩和し、心身の安静が保てる。
2	出血リスクの自覚と予防、異常時の早期発見と対処ができる。
3	必要な栄養を摂取できる。
4	疾患の原因・誘因を理解し、生活習慣を改善するセルフケア能力を得る。

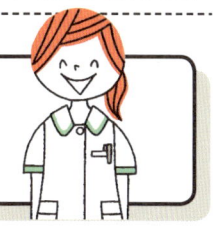

上出来です。この4項目にそれぞれのOP（観察計画）・TP（ケア計画）・EP（教育計画）を立てていきましょう。計画項目も同じ要領で検討していきましょう。

看護計画表の例
（胃潰瘍のケース）

看護診断		患者の目標
#1	急性疼痛、慢性疼痛、安楽障害	疼痛や苦痛を緩和し、心身の安静が保てる。
＜OP＞		
①	バイタルサイン(意識レベル、血圧、脈拍、呼吸数、体温、顔色)	
②	疼痛の状態(強度、部位、持続度、食事との関連)	
③	腹部の状態(膨満感、腸蠕動音、腹壁硬度、圧痛の有無)	
④	随伴症状(悪心、嘔吐、胸やけ)	
⑤	排泄状況(排便頻度、便性状)	
⑥	睡眠状況(入眠・覚醒時間、熟睡度)	
⑦	心理状況(不安感の有無、表情、言動、感情表出)	
⑧	服薬状況	
⑨	医療者とのコミュニケーション	
⑩	キーパーソン(家族・知人)の関与	
＜TP＞		
①	腹痛、腹部膨満感、悪心などの際は、腹部の緊張を和らげる体位(膝と股関節の屈曲)をとる。	
②	長時間同一体位が続く際には、ベッドの角度調整や安楽枕の活用などにより、苦痛軽減に向けた体位の工夫を試みる。	
③	患者が痛みを感じた際には、我慢しないよう促すと同時に傾聴の態度を示す。	
④	疼痛時は速やかに医師に報告。	
＜EP＞		
①	患者の不安軽減のため、疾患に関する教育、助言を行う。	
②	疼痛緩和時には、日常生活におけるストレス因子の排除など、症状悪化に向かわない生活習慣を患者とともに見直していく。	
③	症状緩和のために必要とされる食事療法について説明する。	
④	医師の指示により必要な服薬の指導を行う。	

看護診断		患者の目標
#2	胃潰瘍に関連した出血リスク状態	出血リスクの自覚と予防、異常時の早期発見と対処ができる。
＜OP＞		
①	バイタルサイン（意識レベル、血圧、脈拍、呼吸数、体温、顔色）	
②	出血の状態（吐血・下血の程度や性状、持続度、食事との関連）	
③	出血の前駆症状（胃部不快感、腹痛、悪心、吐き気）	
④	出血の随伴症状（腹部不快感・疼痛、胸やけ、胸痛、心窩部痛）	
⑤	貧血症状の有無（めまい、倦怠感、息切れ、動悸）	
＜TP＞		
①	吐血・下血時は、速やかに医師に報告し、医師の指示による治療管理を行う。	
②	出血の随伴症状がみられれば、腹部の緊張を和らげる体位（膝と股関節の屈曲）をとる。	
③	吐血による誤嚥を予防する。	
④	下血による肛門周囲の皮膚障害を予防する。	

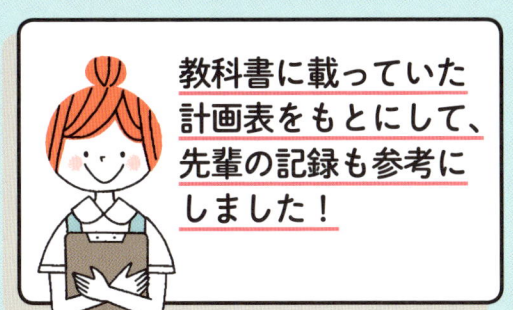

教科書に載っていた計画表をもとにして、先輩の記録も参考にしました！

OP（観察計画）、TP（ケア計画）、EP（教育計画）の違いを把握して、書いた内容をしっかり理解できていることが大事です

9

伝わる**SOAP**を 書く方法 ①

3 POINTS!

・看護計画の把握が、SOAP の基礎となる
・看護の実施前から、SOAP の準備は始まっている
・問題ごとに SOAP を書く＝何について書くのかを明確にする

 SOAPがうまくなるコツってありますか？

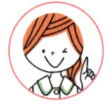 <u>**看護計画を確認**</u>して、<u>**何を行うかを把握**</u>してから看護する。これがスタートになります。

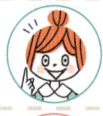 最初に看護の目的を確認するということですね。

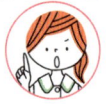 そうしないと、Aの裏づけとならないSやOが並んだり、AとPに一貫性がなかったり、ぶれたSOAPになってしまうわね。

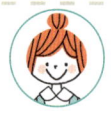 しっかり<u>**目的を把握していないから、**</u>SOAPの<u>**つじつまが合わなくなる**</u>んですね。

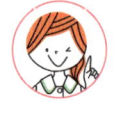 その通り。あと、SOAPは一つの問題ごとに書くものだけど、いつの間にか二つ以上の問題が混在して、わけがわからなくなることも多いね。

 それ、よく主任に指摘されます。いろいろ書いているうちにグチャグチャになっちゃうんですよ。

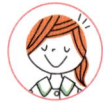 <u>**「何について書くのか」**</u>を明確にすることが大切。そのためにも「何のために看護するのか」を最初に把握しておきましょう。

ぶれない SOAP を書くためには

経過記録は看護の実施後に書くものですが、その準備は看護の前から始まっています。看護計画と目的を明確にしたケアを行うことで、必要なS（主観的情報）とO（客観的情報）が得られ、SとOを根拠としたA（アセスメント）、Aに基づいたP（プラン）を策定することができます。

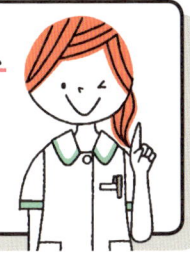

看護の準備段階から、SOAPは始まっています

看護計画の確認 ➡ 何を行うかを把握 ➡ 看護の実施 ➡ SとOを集める ➡ 実施した看護の評価＝A ➡ Aに基づいたPを立てる

「SOAP は問題ごとに書く」を徹底する

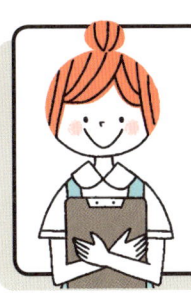

下の例のように問題ごとに情報を整理すると、説得力のある記録になります

わかりやすい SOAP を書くための必須条件は、問題ごとに情報を整理していくことです。一つの SOAP に複数の問題が混在すると、視点がぼやけて整合性に欠けた理解しづらい記録になってしまいます。「何のために書くのか」を一つに絞り込んで明確にしましょう。

看護問題：#1 慢性疼痛　#2 身体可動性障害　#3 皮膚統合性障害

月日	時間	#		
4/25	13:00	1	S	「腰を動かすとすごく痛む。」
	17:00	2	O	腰を曲げられず、しゃがむ姿勢が困難。
5/2	17:30	3	A	床擦れによる臀部皮膚の炎症が拡大する恐れあり。

10 伝わるSOAPを書く方法 ②

3 POINTS!

- Aの評価基準は、看護問題が解決に向かっているかどうか
- SとOの質が高いほど、評価はしやすくなる
- 何を観察すべきか、準備しておくことが大切

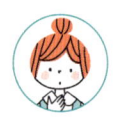 Aは「判断・理由・結論」みたいなパターンで書くとまとめやすいと教えてもらいましたが ➡ P.110 、自分の判断に自信がないんですよね。

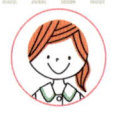 「**看護問題が解決に向かっているかどうか**」が評価の基準になるけど、評価材料は何だと思う？

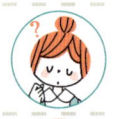 検査結果やバイタルサイン、患者さんの発言や様子などかな？

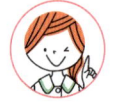 それって、つまりは**SとOの情報**だよね。SとOが根拠として強力なほど、評価しやすくなるでしょう。

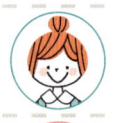 やはり情報収集が重要ということですか。

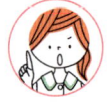 SとOがしっかりAと関係していること。そのためには**患者さんを**じっくり**観察**して、反応や変化を客観的にとらえることが大事です。

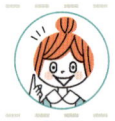 自分の思い込みではなく、客観的な事実がAの根拠となるんですね。

 **観察ポイントを整理**しておけば、Aの根拠は見つかりやすくなります。

アセスメントは情報収集にかかっている

A（アセスメント）は、適切なケアにより、看護問題が解決に向かっているかを評価するものです。その評価は、S（主観的情報）・O（客観的情報）を根拠とするので、情報収集の質がアセスメントの信頼性を高めると言えるでしょう。

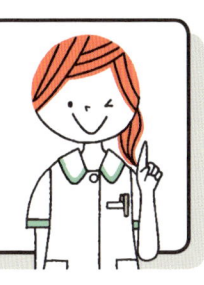

判断材料が確かなほど、アセスメントがしやすくなります

A（アセスメント）

判断基準	看護問題が解決に向かっているか

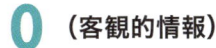

判断材料	S（主観的情報） O（客観的情報）
	検査結果、バイタルサイン、患者さんの発言・様子など

情報収集のカギは、計算された「観察」にある

患者さんを観察する視点は、立場や人によって異なります。看護師に要求される視点は、目標を達成するための看護計画を念頭においたもの。漠然と観察するのではなく、患者さんが抱える問題により焦点を絞った観察が必要となります。

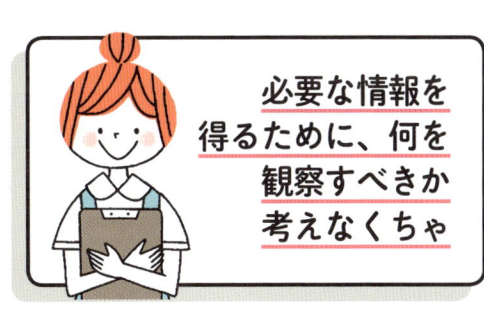

必要な情報を得るために、何を観察すべきか考えなくちゃ

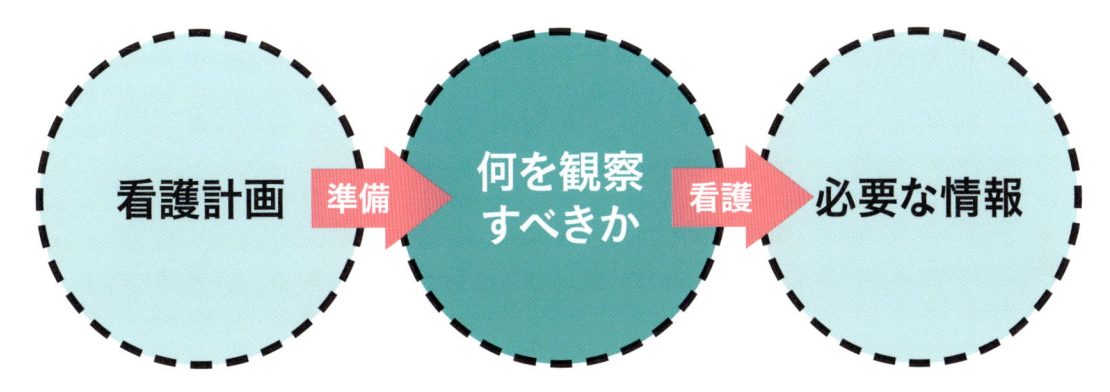

看護計画 → 準備 → 何を観察すべきか → 看護 → 必要な情報

フローシートを活用しよう

3 POINTS!

- フローシートは経過を追う記録に適している
- 経過記録とフローシートを併用すると、効率的に記録できる
- フローシート記入は、なるべくその場で行う

 SOAPは場面々々の記録には向いていますが、経過の流れを追いにくいですよね。

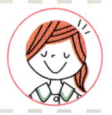 経過を伝えたいときは、**フローシートを併用**するといいわ。

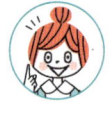 フローシートって、いつも使っている体温表のことですよね。これなら**経過が一目瞭然**ですね。

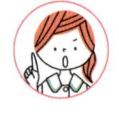 経過を追うほうがよい看護問題は、バイタルサインなどと一緒にフローシートに記入していきましょう。

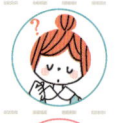 フローシートに記入した記録は、SOAPには書かなくてもいいんですか？

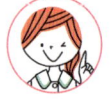 例えば、数日間下痢が続いた場合、SOAPには下痢であることを書き、日付などの情報はフローシートを参照してもらうとか、臨機応変に使い分けるといいわ。

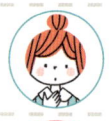 フローシートにある情報を、SOAPにも詳細に記入すると非効率ですね。

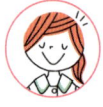 フローシートへの**記入はその場で**行い、SOAPなどと組み合わせれば、記録を**書く時間も短縮**できるはずよ。

フローシートで経過を伝える

フローシートは、毎日計測する体温などのバイタルサイン、排泄状況、各種検査、実施した点滴や注射の情報などを、月・週単位で1枚のシートにまとめたもの。患者さんの経過を一覧できるので、データの比較検討が容易に行えます。日ごとの経過記録と組み合わせてうまく使えば、記録時間の短縮にもつながります。

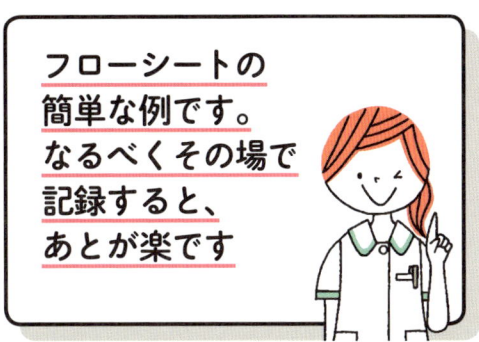

フローシートの
簡単な例です。
なるべくその場で
記録すると、
あとが楽です

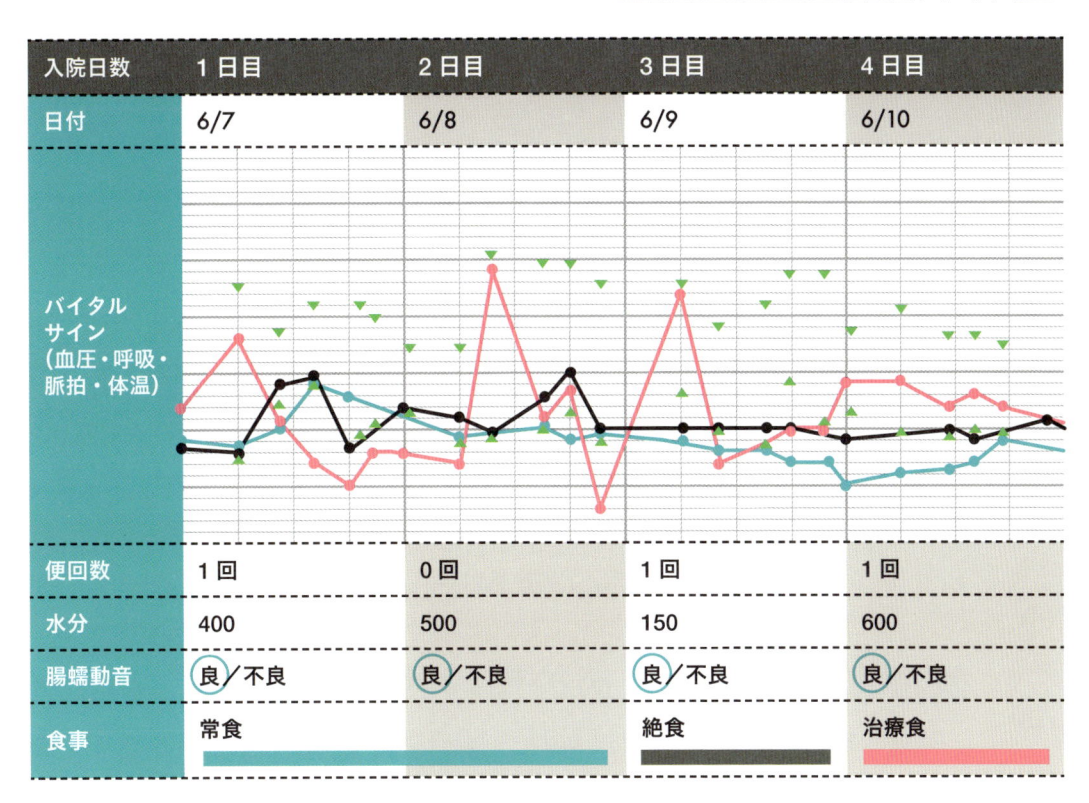

入院日数	1日目	2日目	3日目	4日目
日付	6/7	6/8	6/9	6/10
バイタルサイン（血圧・呼吸・脈拍・体温）				
便回数	1回	0回	1回	1回
水分	400	500	150	600
腸蠕動音	良／不良	良／不良	良／不良	良／不良
食事	常食		絶食	治療食

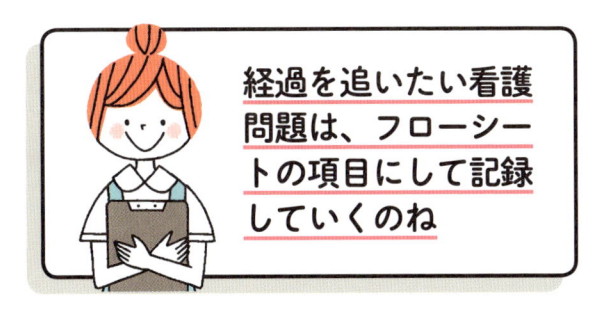

経過を追いたい看護
問題は、フローシー
トの項目にして記録
していくのね

ヒヤリハットが あったときは？

3 POINTS!

- ・ヒヤリハットは専用の報告書に書く
- ・ヒヤリハット報告は、重要事故を防ぐために共有すべき情報
- ・1件の重大事故には 300 件のヒヤリハットが潜んでいる

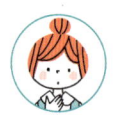 <u>「看護記録にヒヤリハットを書くな」</u>と言われたことがあります。

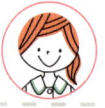 そうね。ヒヤリハットは専用の報告書に書くものです。

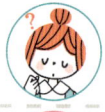 患者さんの経過に関係していてもですか？

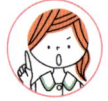 ヒヤリハットは医療側の問題だから、看護記録にはヒヤリハットに対する患者さんの反応だけを書きます。

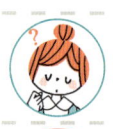 ヒヤリハット報告書を書く際の注意点は何ですか？

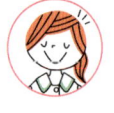 <u>**医療事故を防ぐための情報共有**</u>が目的だから、看護記録と同様に客観的で伝わりやすいこと、原因を明らかにして対策を立てることが重要ね。

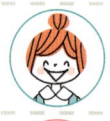 書かないで済むように気をつけなくちゃ。

 その気持ちは大事だけど、ヒヤリハット報告書は<u>**事故の芽をつむための共有財産**</u>になります。小さなことでも決して隠さずに報告しましょう。

原因を考え、再発防止につとめる

ヒヤリハット報告書（インシデントレポート）は、医療機関によって書式や提出期限が厳密に決められています。第三者が読んでも状況を把握できるように、客観的な事実を的確に書きましょう。状況から原因を明らかにし、再発防止につながる報告となることが求められます。

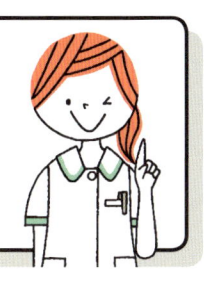

状況を的確に伝えるために、5W1Hを意識して書こう

ヒヤリハット（事故が起こってもおかしくない事態）

状況	原因	対策
ケアがうまくいっているかの判断に基づいて、次に何が必要か。	事実に即して、第三者も理解が容易なよう、詳細まで伝える。	なぜ事前に防げなかったのかを考察し、再発防止のための対策を伝える。

小さなミスを減らして重大事故を防ぐ

1件の重大事故には、29件の軽微な事故、300のヒヤリハット（インシデント）が潜んでいます（ハインリッヒの法則）。重大事故の芽となるヒヤリハットをひとつずつつぶしていくことが医療の安全につながることを常に自覚し、些細な報告も怠らないようにしましょう。

ハインリッヒの法則

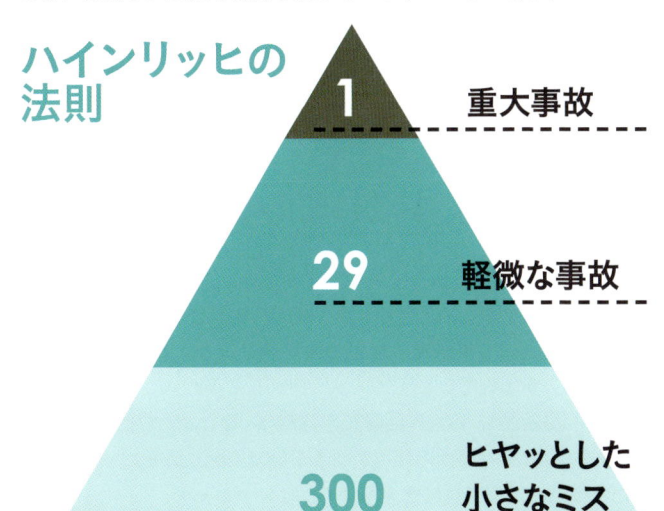

- **1** 重大事故
- **29** 軽微な事故
- **300** ヒヤッとした小さなミス

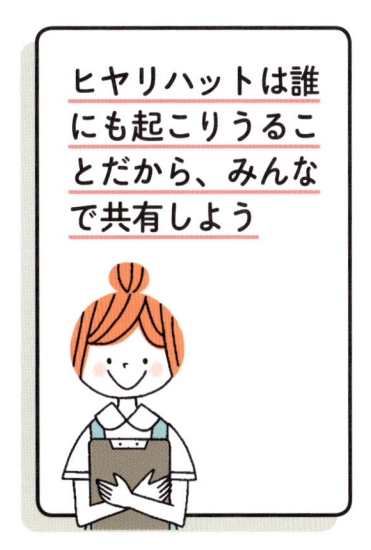

ヒヤリハットは誰にも起こりうることだから、みんなで共有しよう

Q 事故発生時の記録はどんな点に気をつければよいですか?

A 事実のみをありのままに書きましょう

　事故や急変時は、経時記録の形式 ➡P.76 で記入します。内容は、患者さんの状態・状況、患者さんに対して医療者が行ったこと、その結果どうなったのかなどを、時間軸に沿って過不足なく記録します。ポイントは、看護師の推測や判断は入れずに、事実のみをありのままに記載することです。

　事故後の患者さんと家族への説明内容、説明に対する反応、同意事項なども忘れずに記録に残しておきましょう。

A 記載ルールに従って毎日書くものです

　看護必要度は入院基本料算定の根拠となるので、毎日の記録が必要です。この記録が、医療費を請求する際の証拠となると考えればよいでしょう。

　記録用紙や形式などの規定はないので、わかりやすく効果的な記録が求められますが、項目量が多いので、すべて経過記録に記入すると読みにくくなったり、他の重要な記録が埋もれてしまいます。

　体温表などに記載スペースを設けるなど、医療施設により決められた記載ルールに従いましょう。

Q 看護必要度 B項目は毎日書かないといけませんか? どのように書けばいいのですか?

Q 簡潔な記録のためには、略語を多用したほうがよいのですか?

A 略語はなるべく使わないようにしましょう

　略語は院内規定に沿って使用してください。略語を使うと文章は簡潔になりますが、多すぎると逆に読みにくくなってしまいます。また、情報開示により医療者以外の人が読むことを考えれば、極力使わないほうがよいでしょう。

　Af（心房細動）、LDH（乳酸脱水素酵素）など、一般的に使用される医学用語などは略語の使用が望ましいですが、「ケモ」「タキる」「R苦」など造語的な略語は使うべきではないでしょう。

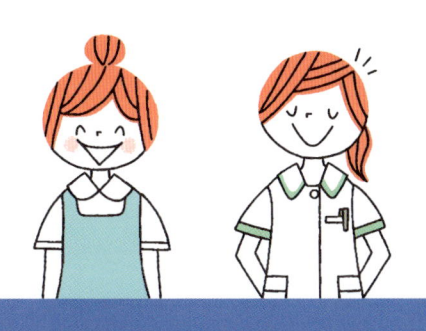

CHAPTER 3

書き方の
ツボを押さえよう

1 基礎情報
患者さんのデータを充実させる

SAMPLE 1　**基礎情報記録**

BEFORE

認知・知覚	認識力の障害：有・無　（見当識障害・認知症・不穏行動・記憶力低下・再学習困難など）
	物忘れが多い。
	視覚障害：有・無（　　　　　　　　　　）メガネ　有・無　　コンタクト　有・無
	聴覚障害：有・無（　　　　　　　　　　）補聴器　有・無
	嗅覚障害：有・無（　　　　　　　　　　）

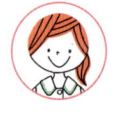

この基礎情報、間違えとは言わないけど、<u>あまり役に立たない</u>わね。

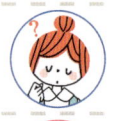

これ私が書いた記録じゃないですか！　どこがダメなんですか？

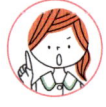

障害の内容が具体的に伝わらない。だから的確なアセスメントが難しくなります。

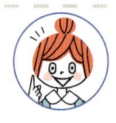

なるほど。この記録の場合、見当識障害や聴覚障害についての詳細な記述が足りないということですね。

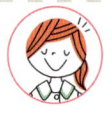

見当識障害については、<u>「物忘れが多い」だけでは漠然としすぎ</u>です。聴覚障害についても具体的な記述を追加しましょう。

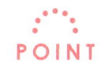

POINT

障害の具体的な内容を、アセスメントの枠組みに則して伝えよう

AFTER

認知・知覚	認識力の障害 : 有・無 （見当識障害・認知症・不穏行動・記憶力低下・再学習困難など）
	[集合時間、場所などを頻回に失念する。人の名前を間違えることが多い。]
	視覚障害：有・無（　　　　　　　　　　） メガネ　有・無　コンタクト　有・無
	聴覚障害：有・無 （静かな部屋でも声掛けに気づきにくい。） 補聴器　有・無
	嗅覚障害：有・無（　　　　　　　　　）

POINT

障害の程度を把握しやすいように表現しよう

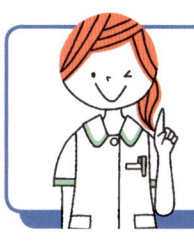

アセスメントの枠組みにおいて、「見当識」は「時間、場所、人の自覚」と定義されます（NANDA-I）。患者さんの情報は、この枠組みに則して集めて伝えることができるように心がけましょう。

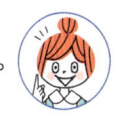

「アセスメントの枠組み」を把握しておくことが大事ですね。

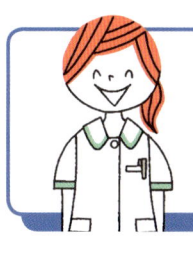

患者さんに問題がある場合、その問題についてできるだけ詳しく追記し、基礎情報を充実させましょう。追記内容は、判断根拠が明確なほど、その後のアセスメントに役立ちます。

詳しいだけではなくて、根拠を示す記述が書けるようにがんばろう！

2 アセスメント
基本的な着眼点を身につける

SAMPLE 2　アセスメント記録

> **BEFORE**
>
> Ⅱ 栄養 / 代謝
>
> 脳梗塞の後遺症により右半身の軽い麻痺があり、食事の際は援助が必要。
>
> Ⅲ 排泄
>
> 排尿における問題は特に見うけられない。

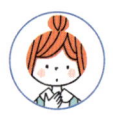 これは脳梗塞患者さんのアセスメントの一部ですね。私にはよく書けているように見えますが…。

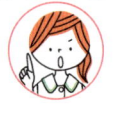 「栄養 / 代謝」の方は、**アセスメントの枠組みから外れています。**この枠組みは、栄養状態や食事摂取状況などに関するものだったはずです。

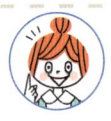 あっ、よく考えてみたら、**食事に援助が必要かどうかはADL（日常生活動作）の問題**ですね。

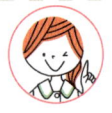 そう。このアセスメントは「活動 / 運動」の枠組みに書くべき内容です。それから、「排泄」の方は**「問題なし」の根拠が示されていません。**

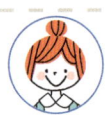 確かに、どうして問題がないと判断したのかがわかりませんね。ごもっともです…。

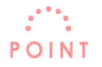 **POINT** 食事量の変化、栄養状態を具体的に伝えよう

AFTER

Ⅱ 栄養 / 代謝

食事の援助が必要になって以来、食欲が以前の半分程度に落ちている。2週間で2kgの体重減。嚥下障害は見られないが、当分観察が必要。

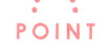 **POINT** 脳動脈虚血で起きやすい嚥下障害も考慮して観察しよう

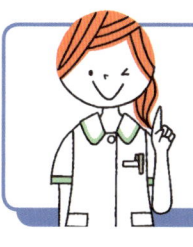 「栄養 / 代謝」では、栄養状態、栄養や水分の摂取状況、代謝の状態に関してのアセスメントを行います。各枠組みの着眼点をしっかり押さえておくことがアセスメントの基本となります。

「アセスメントの枠組み」は、ゴードンやNANDAなどを参考にしてね。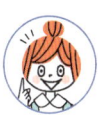

 POINT 排尿に問題がないと判断した根拠を示そう

AFTER

Ⅲ 排泄

自力での排尿が可能で、排尿回数も以前と変わりなくスムーズに排泄できている。排尿に関しては現在のところ問題ないが、薬物療法による排尿障害が考えられるため、排尿状態の観察を続けていく必要がある。

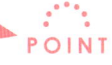 **POINT** 問題がなくても、観察の必要がある場合は記録に残そう

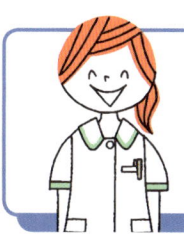 特に新人さんの記録では、判断根拠がはっきり示されていないアセスメントがとても多いです。患者さんを観察して問題がない場合でも、なぜ問題がないと判断したかをはっきり示しましょう。

今後予測される問題を常に念頭に置いて観察しないといけませんね。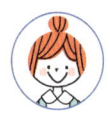

3　SOAP① 主観的情報
看護問題に焦点を当てた情報を集める

SAMPLE 3　主観的情報 (S)

BEFORE

看護診断　＃1　慢性疼痛　（変形性関節症）

5/13	13：30	1	S	「病棟が替わってから、首がしびれるように痛くなることが あってさあ。寝つきも悪くなったし、ここのベッドが合わな いのかなあ。どうにかしてくんねーですか？ でもね、夕方には孫が見舞いに来てくれるんで元気でいら れるよ。すごく楽しみにしてたんだよね。」とすごく嬉しそ うに話された。

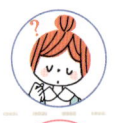 主観的情報って、**主語が患者さんのはず**ですよね。

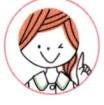 そこがまず違うわね。それから、主観的情報といっても、**患者さんの話をそのまま書く必要はありません。**

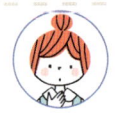 「どうにかしてくんねーですか？」って、ちょっとそのまま書かないほうがいいような…。

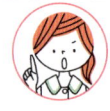 この発言については、首が痛い問題を解決する方向にもっていかないと。あと、この記録にはひとつ不要な情報があります。

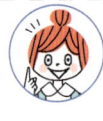 お孫さんの話ですね。**慢性疼痛という問題とは関係ない**ですよね。

POINT 患者さんを主語にして書く。
患者さんの言葉をそのまま書くのではなく、
要点が伝わるようにまとめる

AFTER

看護診断 ＃1 慢性疼痛 （変形性関節症）

| 5/13 | 13：30 | 1 | S | 病棟が替わってから、首がしびれるように痛くなることがある。寝つきも悪くなった。 |

寝具が合わないから、マットレスパッドを軟らかいものに変更し、枕も以前の病棟のサイズにしてほしい。

でもね、夕方には孫が見舞いに来てくれるんで元気でいられるよ。すごく楽しみにしてたんだよね。 削除

 POINT 会話に出た問題については、
患者の希望を聞き出し、
解決の方向に導く

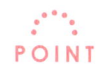 **POINT** 問題と関係のない患者の言葉は
記録に残さない

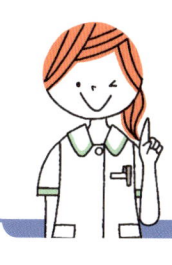 主観的情報（S）の要点は、①患者さん（およびその家族）の主観であること、②看護問題に焦点が当たった情報であること、③アセスメントの判断材料になること、の3点です。この3点がしっかり伝わるように書いてください。

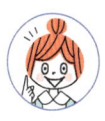 主語は患者さんにしないと、客観的情報（O）と混同してしまいます。

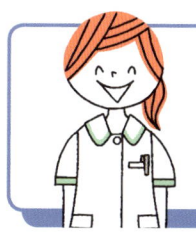 患者さんの発言の中に、新たに解決すべき問題が含まれている場合は、その問題に関しての対処方法を提案し、患者さんの希望を聞き出して記録するよう心がけましょう。

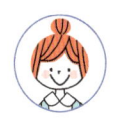 患者さんとの会話も臨機応変に対応しないとね。

4　SOAP②　客観的情報
事実と憶測をしっかり区別する

SAMPLE 4　客観的情報（O）

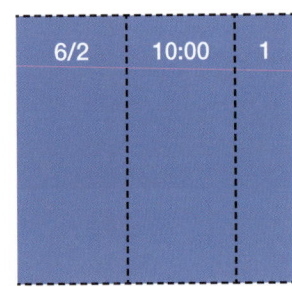

BEFORE

看護診断　＃1　慢性疼痛　（変形性関節症）

6/2	10:00	1	O	腰部に持続的な疼痛あり。右に寝返りを打つ際に顔をゆがめることがあった。時々腰の右側がつるように痛くなるそうだ。日中にベッドで休息する際には、横になるよりも半座位の方が楽そうに見える。 ベッドから降りる前に靴下を履こうとしたが、しゃがむ姿勢が困難になっており、援助が必要だった。

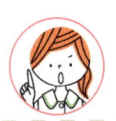
このOには、Sが紛れ込んでいますね。

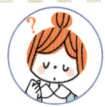
「時々腰の右側がつるように痛くなる」というのは患者さんの発言だからSになるのでは？

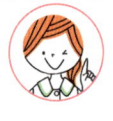
そう。あと、「半座位の方が楽そう」というのはナースの憶測でしかありません。本当に楽なのか確かめたほうがいいでしょう。

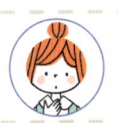
靴下を履くのを援助した記録は、ここではないような気がしますが…。

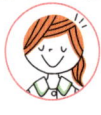
よく気づいたわね。これは運動制限の問題として別に記述するのが適切です。

POINT <u>患者さんの発言はSとして記録する</u>

AFTER

看護診断　＃1　慢性疼痛　（変形性関節症）
　　　　　＃2　身体可動性障害（変形性関節症）

6/2	10:00	1	S	時々腰の右側がつるように痛くなる。
			O	腰部に持続的な疼痛あり。右に寝返りを打つ際に顔をゆがめることがあったので、半座位の方が楽か試してもらったら、痛みが和らいだ。
	10:30	2	O	ベッドから降りる前に靴下を履こうとしたが、しゃがむ姿勢が困難になっており、援助が必要だった。

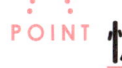

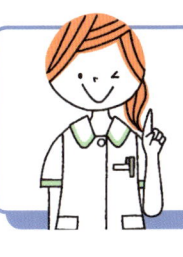 **POINT** <u>記録は問題ごとに書く</u>

POINT <u>憶測ではなく事実を確認して記録する</u>

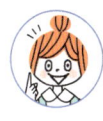

客観的情報（O）は、看護問題について意図をもって観察し、客観的な事実と結果を整理して書きます。主観的情報（S）やナース自身の憶測が紛れ込まないように注意しましょう。

憶測にとどめずに、確認することが大事なんですね。

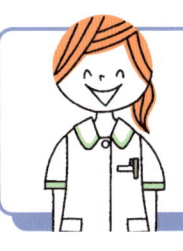

1つの客観的情報に2つ以上の看護問題が混在していると、一方の問題がAとPに展開されない可能性が高くなります。問題ごとに記録する原則を忘れないようにしましょう。

これは、OだけではなくてSOAP全体に言えることですね。

5 SOAP③ アセスメント・計画
ＳとＯを根拠にして考える

SAMPLE 5　アセスメント（A）・計画（P）

BEFORE

看護診断　#1　慢性疼痛　（変形性関節症）

6/2	10:00	1	S	時々腰の右側がつるように痛くなる。
			O	腰部に持続的な疼痛あり。右に寝返りを打つ際に顔をゆがめることがあったので、半座位の方が楽か試してもらったら、痛みが和らいだ。
		2	A	疼痛が強いときは床上安静とし、抗炎症薬による疼痛コントロールの継続が重要と考える。そのうえで無理のない筋力増強運動の必要性を説明する必要あり。

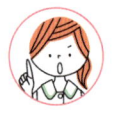 このAは**分析と評価になっていません。** 計画（P）を羅列しているだけですね。

 アセスメントになっていないということですね。どのように書き直したらいいのでしょう？

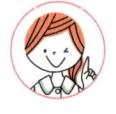 まず、**ＳとＯの情報が活かされていない。** これらの情報を分析して評価につなげるのがアセスメントです。

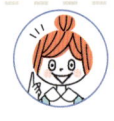 寝返りで腰痛が悪化したり、半座位の方が楽だったりすることを分析すればいいのですね。

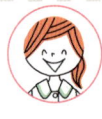 そう。ＳとＯを根拠にして**なぜ問題が起こっているのかを考えて**ください。

POINT **SとOの情報を
活用して分析する**

POINT **分析をもとに
看護評価も加える**

AFTER

看護診断　#1　慢性疼痛　（変形性関節症）

6/2	10:00	1	S	時々腰の右側がつるように痛くなる。
			O	腰部に持続的な疼痛あり。右に寝返りを打つ際に顔をゆがめることがあったので、半座位の方が楽か試してもらったら、痛みが和らいだ。
			A	寝返りなど体を動かしたとき（特に右側）に痛みが増すことから、神経圧迫による炎症が考えられる。
				日常的に体位をさらに工夫することで、痛みを軽減する援助が必要。
			P	薬剤による疼痛コントロールに加えて、クッションなどを活用した体位の工夫が有効であることを説明し、日常的な姿勢の改善も行っていきましょうと伝えた。

POINT **Aにもとづいた計画を追加する**

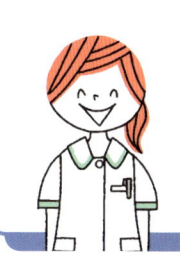

アセスメントは、「看護計画で設定した目標に到達しているか（目標に近づいているか）」という視点で書くものです。これまでの計画で効果がみられない場合は、計画の変更や追加が必要となります。情報収集（S・O）→分析・評価（A）→計画（P）という流れで一貫性のあるSOAPを書きましょう。

SOAPは全部つながっているのね。

6 書いてはいけない
避けるべき表現①

SAMPLE 6　患者さんを軽視した表現・倫理性を問われる表現

BEFORE

文例1	血糖コントロールのために持ち込みの間食は禁止であることを、何度指示しても理解できない。間食を注意しない家族の意識が低いことも問題だ。
文例2	右腕の麻痺が大分軽くなったようなので、自力での着衣を促してみた。ぎこちない動きだったが何とか着ることができたので、担当の先生に上申しておいた。

 文例1を読むと、何となく嫌な感じがしますね。上から目線というか…。

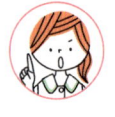 「指示しても理解できない」「意識が低い」という表現が問題ね。**患者さんやご家族を否定的に捉えているし、医療者が優位であるかのような表現は避ける**べきね。

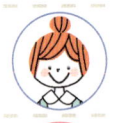 その点、文例2の方はマシなような気がします。

 「促す」という言葉は「急かす、催促する」というニュアンスが強いと思うわ。もっと**患者さんに寄り添った言葉を選びたい**な。身内に敬語使うのも変でしょ。

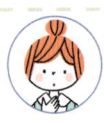 そうか、「担当医に報告した」と書くべきですね。

AFTER

文例1

血糖コントロールのために持ち込みの間食は我慢してくださいと、これまでに3度ほど説明したが、なかなか約束を守ってもらえない。ご家族にも十分に説明して協力してもらえるようにしていきたい。

POINT

× 間食は禁止であることを、何度指示しても
○ 間食は我慢してくださいと、これまでに3度ほど説明したが

➡「指示する」は医療者が優位となる表現。言葉遣いに気をつけ、具体的な看護介入についても記載します。

× 理解できない　○約束を守ってもらえない

➡知的能力を否定するような表現は避けます。

×家族の意識が低い

○ご家族にも十分に説明して協力してもらえるようにしていきたい

➡家族の意識が低いというのは、看護師の主観性が強い解釈です。家族への看護介入が足りていないと謙虚に受け止めましょう。

AFTER

文例2

右腕の麻痺が大分軽くなってきたので、「今日は自分で服を着てみますか？」と提案した。久しぶりだったので時間はかかったが、自力で着ることができた。本人も嬉しそうだったので、担当医に報告しておいた。

POINT

×自力での着衣を促してみた
○「今日は自分で服を着てみますか？」と提案した

➡看護介入の様子が伝わるように書きましょう。

×ぎこちない動きだったが何とか着ることができた

○久しぶりだったので時間はかかったが、自力で着ることができた

➡心を込めて看護していれば、患者さんに冷たい表現にはならないはずです。

×担当の先生に上申　○担当医に報告

➡職員に対する誤った敬語の使い方に注意しましょう。

書いてはいけない
避けるべき表現②

SAMPLE 7　曖昧な表現・誤解を招く表現

BEFORE

文例1	R苦および異物音がしたので、吸引を頻回に行う。分泌量が多かったので、長時間かけて吸引した。
文例2	午前中はベッドで安静に過ごすよう話しておいたのに、勝手に車椅子に移動しようとして、途中でつまずいて病室の花瓶を倒してしまったらしい。

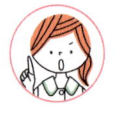
文例1だけど、「R苦」みたいに **省略しないで正確な用語を使いましょう。** それに、記録内容がかなり曖昧。

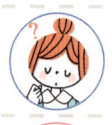
吸引介助の内容が具体的に伝わってこないですね。

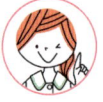
異物音ってどんな音？　頻回って何回？　分泌量やかかった時間も主観性の高い記述だよね。

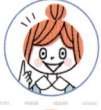
文例2も、**ナースの思い込みが強い印象**があります。

「勝手に」というのはナースからみた解釈だし、「つまずいて病室の花瓶を倒してしまったらしい」も憶測。なぜ移動しようとしたのか確かめる必要があるわね。

AFTER

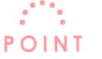

文例1

ゴロゴロ、ゼイゼイという異物音を伴う呼吸困難がみられたので、22時から3時まで吸引を行った。吸引は毎時間2回。粘稠質（白色）で量が多く、吸引中にSaO₂値が80前後まで低下するので間をあけ、数回に分けての吸引が必要だった。

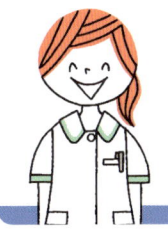

POINT

×異物音がしたので
○ゴロゴロ、ゼイゼイという異物音を伴う
➡音やにおい、形状など、異常を知らせる情報については、できるだけ具体的に記録しましょう。
×吸引を頻回に行う。分泌量が多かったので、長時間かけて吸引した
○吸引は毎時間2回。粘稠質（白色）で量が多く、吸引中にSaO₂値が80前後まで低下するので間をあけ、数回に分けての吸引が必要だった
➡吸引の際には、痰の性状、色、量など、観察したことを詳しく正確に記録します。具体的な数値で記録を残さないと、アセスメントで比較することができなくなってしまいます。

AFTER

文例2

O　「午前中はベッドで安静に過ごしていてください」と説明して2時間ほど病室を離れた。戻ってみると患者さんは車椅子に移動し、ベッドサイドの花瓶が倒れていた。
S　机の引き出しに入れてあった手紙をどうしても読みたくなり、車椅子に乗ろうとしたら手が引っかかって花瓶が倒れてしまった。

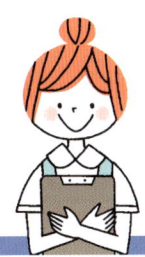

POINT

×勝手に車椅子に移動しようとして
○机の引き出しに入れてあった手紙をどうしても読みたくなり、車椅子に乗ろうとしたら
➡「勝手に車椅子に移動」というのはナースにとって都合のよい解釈です。なぜ移動したのか患者さんから聞き出し、Sとして記録しておきましょう。
×途中でつまずいて病室の花瓶を倒してしまったらしい
○車椅子に乗ろうとしたら手が引っかかって花瓶が倒れてしまった
➡ナースの憶測を記録すると様々な誤解の原因となります。事実を明らかにして記録に残すことが大切です。

さくいん

※色数字は、その語のより詳しい項目（タイトル、見出し等）があるページを示します。

英文さくいん

ゼロからわかる看護記録の書き方

2018年9月20日発行

監 修　天野幹子（あま の みき こ）

発行者　深見公子

発行所　成美堂出版
　　　　〒162-8445　東京都新宿区新小川町1-7
　　　　電話(03)5206-8151　FAX(03)5206-8159

印 刷　株式会社フクイン

©SEIBIDO SHUPPAN 2018　PRINTED IN JAPAN
ISBN978-4-415-32418-0

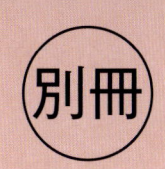
別冊

看護記録がスラスラ書ける
お役立ち BOOK

成美堂出版

A項目　モニタリング及び処置等

1　創傷処置

項目の定義

創傷処置は、① 創傷の処置（褥瘡の処置を除く）、② 褥瘡の処置のいずれかの処置について、看護職員が医師の介助をした場合、あるいは看護職員が自ら処置を実施した場合に評価する項目である。

＜選択肢の判断基準＞

「なし」：創傷処置のいずれも実施しなかった。　**「あり」**：創傷処置のいずれかを実施した。

＜判断に際しての留意点＞

創傷処置に含まれる内容は、各定義及び留意点に基づいて判断すること。

① 創傷の処置（褥瘡の処置を除く）

【定義】

創傷の処置（褥瘡の処置を除く）は、創傷があり、創傷についての処置を実施した場合に評価する項目である。

【留意点】

ここでいう創傷とは、皮膚または粘膜が破綻をきたした状態であり、その数、深さ、範囲の程度は問わない。縫合創は創傷処置の対象に含めるが、縫合のない穿刺創は含めない。粘膜は、鼻、口腔、腟及び肛門の粘膜であって、外部から粘膜が破綻をきたしている状態であることが目視できる場合に限り含める。気管切開口、胃瘻及びストーマ等については、造設から抜糸までを含め、抜糸後は、滲出液が見られ処置を必要とする場合を含める。

ここでいう処置とは、創傷の治癒を促し感染を予防する目的で、洗浄、消毒、止血、薬剤の注入及び塗布、ガーゼやフィルム材等の創傷被覆材の貼付や交換等の処置を実施した場合をいい、診察、観察だけの場合やガーゼを剥がすだけの場合は含めない。また、陰圧閉鎖療法、眼科手術後の点眼及び排泄物の処理に関するストーマ処置は含めない。

② 褥瘡の処置

【定義】

褥瘡の処置は、褥瘡があり、褥瘡についての処置を実施した場合に評価する項目である。

【留意点】

ここでいう褥瘡とは、NPUAP 分類（National Pressure Ulcer of Advisory Panel）Ⅱ度以上またはDESIGN-R分類（日本褥瘡学会によるもの）d2以上の状態をいう。この状態に達していないものは、褥瘡の処置の対象に含めない。

ここでいう処置とは、褥瘡に対して、洗浄、消毒、止血、薬剤の注入及び塗布、ガーゼやフィルム材等の創傷被覆材の貼付や交換等の処置を実施した場合をいい、診察、観察だけの場合やガーゼを剥がすだけの場合は含めない。また、陰圧閉鎖療法は含めない。

2　呼吸ケア（喀痰吸引のみの場合を除く）

項目の定義

呼吸ケアは、酸素吸入、痰を出すための体位ドレナージ、スクウィージングのいずれかの処置に対して、看護職員等が自ら行うか医師の介助を行った場合、あるいは人工換気が必要な患者に対して、看護職員等が装着中の人工呼吸器の管理を行った場合に評価する項目である。

＜選択肢の判断基準＞
「なし」：呼吸ケアを実施しなかった。　**「あり」**：呼吸ケアを実施した。
＜判断に際しての留意点＞
喀痰吸引のみの場合は呼吸ケアの対象に含めない。

呼吸ケアにおける時間の長さや回数は問わない。酸素吸入の方法は問わない。

人工呼吸器の種類や設定内容、あるいは気道確保の方法については問わないが、看護職員等が、患者の人工呼吸器の装着状態の確認、換気状況の確認、機器の作動確認等の管理を実施している必要がある。また、人工呼吸器の使用に関する医師の指示が必要である。

NPPV（非侵襲的陽圧換気）の実施は人工呼吸器の使用に含める。

なお、気管切開の患者が喀痰吸引を行っているだけの場合は含めない。また、エアウェイ挿入、ネブライザー吸入は呼吸ケアには含めない。

3　点滴ライン同時３本以上の管理

項目の定義

点滴ライン同時３本以上の管理は、持続的に点滴ライン（ボトル、バッグ、シリンジ等から末梢静脈、中心静脈、動静脈シャント、硬膜外、動脈、皮下に対する点滴、持続注入による薬液、輸血・血液製剤の流入経路）を３本以上同時に使用し、看護職員が管理を行った場合に評価する項目である。

＜選択肢の判断基準＞
「なし」：同時に３本以上の点滴の管理を実施しなかった。
「あり」：同時に３本以上の点滴の管理を実施した。
＜判断に際しての留意点＞
施行の回数や時間の長さ、注射針の刺入箇所の数は問わない。

2つのボトルを連結管で連結させて1つのルートで滴下した場合は、点滴ラインは1つとして数える。1カ所に刺入されていても三方活栓等のコネクターで接続された点滴ラインは本数に数える。これら点滴ラインを利用して、側管から持続的に点滴する場合は数えるが、手動で注射を実施した場合は、持続的に使用しているといえないため本数に数えない。

スワンガンツカテーテルの加圧バッグについては、薬液の注入が目的ではないため本数に数えない。

PCA（自己調節鎮痛法）による点滴ライン（携帯用を含む）は、看護職員が投与時間と投与量の両方の管理を行い、持続的に注入している場合のみ本数に数える。

4　心電図モニターの管理

項目の定義

心電図モニターの管理は、持続的に看護職員が心電図のモニタリングを実施した場合に評価する項目である。

＜選択肢の判断基準＞

「なし」：持続的な心電図のモニタリングを実施しなかった。

「あり」：持続的な心電図のモニタリングを実施した。

＜判断に際しての留意点＞

心電図の誘導の種類や誘導法の種類は問わない。

機器の設置・準備・後片付けは含めない。心電図モニターの装着時間や回数は問わないが、医師の指示により、心機能や呼吸機能障害を有する患者等に対して常時観察を行っている場合であって、看護職員による心電図の評価の記録が必要である。心電図の機器による自動的な記録のみの場合は、心電図モニターの管理の対象に含めない。

心電図検査として一時的に測定を行った場合は含めない。ホルター心電図は定義に従い、看護職員による持続的な評価の記録がある場合に限り含める。

5　シリンジポンプの管理

項目の定義

シリンジポンプの管理は、末梢静脈・中心静脈・硬膜外・動脈・皮下に対して、静脈注射・輸液・輸血・血液製剤・薬液の微量持続注入を行うにあたりシリンジポンプを使用し、看護職員が使用状況（投与時間、投与量等）を管理している場合に評価する項目である。

＜選択肢の判断基準＞

「なし」：末梢静脈・中心静脈・硬膜外・動脈・皮下に対して静脈注射・輸液・輸血・血液製剤・薬液の微量持続注入を行うにあたりシリンジポンプの管理をしなかった。

「あり」：末梢静脈・中心静脈・硬膜外・動脈・皮下に対して静脈注射・輸液・輸血・血液製剤・薬液の微量持続注入を行うにあたりシリンジポンプの管理をした。

＜判断に際しての留意点＞
末梢静脈・中心静脈・硬膜外・動脈・皮下に対して、静脈注射・輸液・輸血・血液製剤・薬液の微量持続注入をシリンジポンプにセットしていても、作動させていない場合には使用していないものとする。携帯用であってもシリンジポンプの管理の対象に含めるが、PCA（自己調節鎮痛法）によるシリンジポンプは、看護職員が投与時間と投与量の両方の管理を行い、持続的に注入している場合のみ含める。

6　輸血や血液製剤の管理

項目の定義

輸血や血液製剤の管理は、輸血（全血、濃厚赤血球、新鮮凍結血漿等）や血液製剤（アルブミン製剤等）の投与について、血管を通して行った場合、その投与後の状況を看護職員が管理した場合に評価する項目である。

＜選択肢の判断基準＞
「なし」：輸血や血液製剤の使用状況の管理をしなかった。
「あり」：輸血や血液製剤の使用状況の管理をした。
＜判断に際しての留意点＞
輸血、血液製剤の種類及び単位数については問わないが、腹膜透析や血液透析は輸血や血液製剤の管理の対象に含めない。自己血輸血、腹水を濾過して輸血する場合は含める。

7　専門的な治療・処置

項目の定義

専門的な治療・処置は、①抗悪性腫瘍剤の使用（注射剤のみ）、②抗悪性腫瘍剤の内服の管理、③麻薬の使用（注射剤のみ）、④麻薬の内服、貼付、坐剤の管理、⑤放射線治療、⑥免疫抑制剤の管理、⑦昇圧剤の使用（注射剤のみ）、⑧抗不整脈剤の使用（注射剤のみ）、⑨抗血栓塞栓薬の持続点滴の使用、⑩ドレナージの管理、⑪無菌治療室での治療のいずれかの治療・処置を実施した場合に評価する項目である。

＜選択肢の判断基準＞
「なし」：専門的な治療・処置を実施しなかった。　**「あり」**：専門的な治療・処置を1つ以上実施した。
＜判断に際しての留意点＞
専門的な治療・処置に含まれる内容は、各定義及び留意点に基づいて判断すること。

① 抗悪性腫瘍剤の使用（注射剤のみ）

【定義】

抗悪性腫瘍剤の使用は、固形腫瘍及び血液系腫瘍を含む悪性腫瘍がある患者に対して、悪性腫瘍細胞の増殖・転移・再発の抑制、縮小、死滅、悪性腫瘍細胞増殖に関わる分子を阻害することを目的として抗悪性腫瘍の注射剤を使用した場合に評価する項目である。

【留意点】

抗悪性腫瘍剤は、殺細胞性抗がん剤、分子標的治療薬、ホルモン療法薬に大別されるが、薬剤の種類は問わない。注射薬の投与方法は、静脈内、動注、皮下注を抗悪性腫瘍剤の使用の対象に含める。抗悪性腫瘍剤を投与した当日のみを対象に含めるが、休薬中は含めない。

ただし、これらの薬剤が抗悪性腫瘍剤として用いられる場合に限り含めるが、目的外に使用された場合は含めない。

② 抗悪性腫瘍剤の内服の管理

【定義】

抗悪性腫瘍剤の内服の管理は、固形腫瘍、血液系腫瘍をふくむ悪性腫瘍がある患者に対して、悪性腫瘍細胞の増殖・転移・再発の抑制、縮小、死滅、または悪性腫瘍細胞増殖に関わる分子を阻害することを目的とした薬剤を使用した場合で、看護職員等による内服の管理が実施されていることを評価する項目である。

【留意点】

抗悪性腫瘍剤は、殺細胞性抗がん剤、分子標的治療薬、ホルモン療法薬に大別されるが、薬剤の種類は問わない。

内服の管理が発生しており、特別な内服管理を要する患者に対し、看護職員等によるその管理内容に関する計画、実施、評価の記録がある場合のみを抗悪性腫瘍剤の内服の管理の対象に含める。

看護職員等により、患者に対して、予め薬剤の使用に関する指導を実施した上で、内服確認及び内服後の副作用の観察をしていれば含めるが、看護職員が単に与薬のみを実施した場合は含めない。患者が内服の自己管理をしている場合であっても、計画に基づく内服確認、内服後の副作用の観察を行っていれば含める。

抗悪性腫瘍剤を内服した当日のみを含めるが、休薬中は含めない。ただし、これらの薬剤が抗悪性腫瘍剤として用いられた場合に限り含め、目的外に使用された場合は含めない。

③ 麻薬の使用（注射剤のみ）

【定義】

麻薬の使用は、痛みのある患者に対して、中枢神経系のオピオイド受容体に作用して鎮痛作用を発現することを目的として、麻薬注射薬を使用した場合に評価する項目である。

【留意点】

ここでいう麻薬とは、「麻薬及び向精神薬取締法」により麻薬として規制されており、麻薬処方箋を発行させなければならない薬剤である。

注射薬の投与の方法は、静脈内、皮下、硬膜外、くも膜下を対象に含める。麻薬を投与した当日の

みを麻薬注射薬の使用の対象に含めるが、休薬中は含めない。

④ 麻薬の内服、貼付、坐剤の管理

【定義】

麻薬の内服、貼付、坐剤の管理は、痛みのある患者に対して、中枢神経系のオピオイド受容体に作用して鎮痛作用を発現する薬剤の内服、貼付、坐剤を使用した場合で、看護職員等による内服、貼付、坐剤の管理が実施されていることを評価する項目である。

【留意点】

ここでいう麻薬とは、「麻薬及び向精神薬取締法」により麻薬として規制されており、麻薬処方箋を発行させなければならない薬剤である。

看護職員による麻薬の内服、貼付、もしくは坐剤の管理（肛門または膣への挿入）が発生しており、特別な管理を要する患者に対し、その管理内容に関する計画、実施、評価の記録がある場合にのみ、麻薬の内服、貼付、坐剤の管理の対象に含める。

看護職員等により、予め薬剤の使用に関する指導を実施した上で、内服、貼付、坐剤の使用の確認、及び内服、貼付、坐剤の使用後の副作用の確認をしていれば含めるが、看護職員が単に与薬のみを実施した場合は含めない。患者が内服、貼付、坐剤の自己管理をしている場合であっても、計画に基づく内服、貼付、坐剤の使用の確認、内服、貼付、坐剤の使用後の副作用の観察をしていれば含める。麻薬を内服した当日、貼付が行われている日、または坐剤を使用した当日のみを含めるが、休薬中は含めない。

⑤ 放射線治療

【定義】

放射線治療は、固形腫瘍、血液系腫瘍を含む悪性腫瘍がある患者に対して、病変部にＸ線、ガンマ線、電子線等の放射線を照射し、そのＤＮＡ分子間の結合破壊（電離作用）により目標病巣を死滅させることを目的として実施した場合に評価する項目である。

【留意点】

照射方法は、外部照射と内部照射（腔内照射、小線源治療）を問わない。放射線治療の対象には、エックス線表在治療、高エネルギー放射線治療、ガンマナイフ、直線加速器（リニアック）による定位放射線治療、全身照射、密封小線源治療、放射性同位元素内用療法を放射線治療の対象に含める。

外部照射の場合は照射日のみを含めるが、外部照射の場合であっても、院外での実施は含めない。

外部照射か内部照射かは問わず、管理入院により、継続して内部照射を行っている場合は、治療期間を通して評価の対象に含める。

放射線治療の実施が当該医療機関内であれば評価の対象場所に含める。

⑥ 免疫抑制剤の管理

【定義】

免疫抑制剤の管理は、自己免疫疾患の患者に対する治療、または、臓器移植を実施した患者に対して拒絶反応防止の目的で免疫抑制剤が使用された場合で、看護職員等による注射

及び内服の管理が実施されていることを評価する項目である。

【留意点】

注射及び内服による免疫抑制剤の投与を免疫抑制剤の管理の対象に含める。

内服については、看護職員等による特別な内服管理を要する患者に対し、内服の管理が発生しており、その管理内容に関する計画、実施、評価の記録がある場合のみを免疫抑制剤の内服の管理の対象に含める。

看護職員等により予め薬剤の使用に関する指導を実施した上で、内服確認及び内服後の副作用の観察をしていれば含めるが、看護職員が単に与薬のみを実施した場合は含めない。患者が内服の自己管理をしている場合であっても、計画に基づく内服確認、内服後の副作用の観察をしていれば含める。免疫抑制剤を投与した当日のみを含めるが、休薬中は含めない。

ただし、これらの薬剤が免疫抑制剤として用いられる場合に限り含め、目的外に使用された場合は含めない。輸血の際に拒絶反応防止の目的で使用された場合や副作用の軽減目的で使用した場合も含めない。

⑦ 昇圧剤の使用（注射剤のみ）

【定義】

昇圧剤の使用は、ショック状態、低血圧状態、循環虚脱の患者に対して、血圧を上昇させる目的で昇圧剤を使用した場合に評価する項目である。

【留意点】

昇圧剤の注射薬を使用している場合に限り、昇圧剤の使用の対象に含める。

昇圧剤を使用した当日のみを評価し、休薬中は含めない。ただし、これらの薬剤が昇圧剤として用いられる場合に限り含め、目的外に使用された場合は含めない。

⑧ 抗不整脈剤の使用（注射剤のみ）

【定義】

抗不整脈剤の使用は、不整脈のある患者に対して、不整脈の発生を抑えることを目的として抗不整脈剤の注射薬を使用した場合に評価するものである。

【留意点】

抗不整脈剤の注射薬を使用している場合に限り抗不整脈剤の使用の対象に含める。

抗不整脈剤を使用した当日のみを評価し、休薬中は含めない。ただし、これらの薬剤が抗不整脈剤として用いられる場合に限り含め、目的外に使用された場合は含めない。精神安定剤等を不整脈の抑制目的として使用した場合も含めない。

⑨ 抗血栓塞栓薬の持続点滴の使用

【定義】

抗血栓塞栓薬の持続点滴の使用は、冠動脈疾患、肺血栓塞栓症、脳梗塞、深部静脈血栓症等の静脈・動脈に血栓・塞栓が生じているもしくは生じることが疑われる急性疾患の患者に対して、血栓・塞栓を生じさせないもしくは減少させることを目的として、抗血

栓塞栓薬を持続的に点滴した場合に評価する項目である。

【留意点】

手術の有無を問わず、薬剤の種類、量を問わない。持続的に血液凝固阻害薬、血小板凝固阻害薬、血栓溶解薬等を投与した場合を抗血栓塞栓薬の持続点滴の対象に含める。

抗血栓塞栓薬の持続点滴は、持続的に投与していたすべての日を評価し、休薬中は含めない。点滴ラインが設置されていても常時ロックされている場合は含めない。ただし、これらの薬剤が抗血栓塞栓薬として用いられる場合に限り含め、目的外に使用された場合は含めない。

⑩ ドレナージの管理

【定義】

ドレナージの管理とは、排液、減圧の目的として、患者の創部や体腔に誘導管（ドレーン）を継続的に留置し、滲出液や血液等を直接的に体外に誘導し、排液バッグ等に貯留する状況を看護職員が管理した場合に評価する項目である。

【留意点】

誘導管は、当日の評価対象時間の間、継続的に留置されている場合にドレナージの管理の対象に含める。当日に設置してかつ抜去した場合は含めないが、誘導管を設置した日であって翌日も留置している場合、または抜去した日であって前日も留置している場合は、当日に6時間以上留置されていた場合には含める。

胃瘻（PEG）を減圧目的で開放する場合であっても定義に従っていれば含める。

体外へ直接誘導する場合のみ評価し、体内で側副路を通す場合は含めない。また、腹膜透析や血液透析は含めない。経尿道的な膀胱留置カテーテルは含めないが、血尿がある場合は、血尿の状況を管理する場合に限り評価できる。陰圧閉鎖療法は、創部に誘導管（パッドが連結されている場合を含む）を留置して、定義に従った処置をしている場合は含める。

定義に基づき誘導管が目的に従って継続的に留置されている場合に含めるものであるが、抜去や移動等の目的で、一時的であればクランプしていても良いものとする。

⑪ 無菌治療室での治療

【定義】

無菌治療室での治療とは、移植後、白血病、再生不良性貧血、骨髄異形成症候群、重症複合型免疫不全症等の患者に対して、無菌治療室での治療が必要であると医師が判断し、無菌治療室での治療を6時間以上行った場合に評価する項目である。

【留意点】

無菌治療室とは、室内を無菌の状態に保つために十分な体制が整備されている必要があり、当該保険医療機関において自家発電装置を有していることと、滅菌水の供給が常時可能であること。また、個室であって、室内の空気清浄度が、患者に対し無菌治療室管理を行っている際に、常時ＩＳＯクラス7以上であること。

無菌治療室に入室した日及び無菌治療室を退室した日は評価の対象とする。

8　救急搬送後の入院

項目の定義

救急搬送後の入院は、救急用の自動車（市町村または都道府県の救急業務を行うための救急隊の救急自動車に限る）または救急医療用ヘリコプターにより当該医療機関に搬送され、入院した場合に評価する項目である。

＜選択肢の判断基準＞

「なし」：救急用の自動車または救急医療用ヘリコプター以外により搬送され入院した。

「あり」：救急用の自動車等または救急医療用ヘリコプターにより搬送され入院した。

＜判断に際しての留意点＞

救急搬送後の患者が、直接、評価対象病棟に入院した場合のみを評価の対象とし、救命救急病棟、ICU 等の治療室に一旦入院した場合は評価の対象に含めない。ただし、手術室を経由して評価対象病棟に入院した場合は評価の対象に含める。

入院当日を含め、翌日までを評価の対象とする。

B 項目　　患者の状況等

＜B項目共通事項＞

義手・義足・コルセット等の装具を使用している場合には、装具を装着した後の状態に基づいて評価を行う。

評価時間帯のうちに状態が変わり、異なる状態の記録が存在する場合には、自立度の低い方の状態をもとに評価を行うこと。

医師の指示によって、当該動作が制限されていることが明確である場合には、「できない」または「全介助」とする。この場合、医師の指示に係る記録があること。

当該動作が制限されていない場合には、可能であれば動作を促し、観察した結果を評価すること。動作の確認をしなかった場合には、通常、介助が必要な状態であっても「できる」または「介助なし」とする。

ただし、動作が禁止されているにもかかわらず、患者が無断で当該動作を行ってしまった場合には、「できる」または「介助なし」とする。

9　寝返り

項目の定義

寝返りが自分でできるかどうか、あるいはベッド柵、ひも、バー、サイドレール等の何かにつかまればできるかどうかを評価する項目である。
ここでいう『寝返り』とは、仰臥位から（左右どちらかの）側臥位になる動作である。

＜選択肢の判断基準＞

「できる」：何にもつかまらず、寝返り（片側だけでよい）が1人でできる。

「何かにつかまればできる」：ベッド柵、ひも、バー、サイドレール等の何かにつかまれば1人で寝返りができる。

「できない」：介助なしでは1人で寝返りができない等、寝返りに何らかの介助が必要。

＜判断に際しての留意点＞

「何かにつかまればできる」状態とは、看護職員等が事前に環境を整えておくことによって患者自身が1人で寝返りができる状態であり、寝返りの際に、ベッド柵に患者の手をつかまらせる等の介助を看護職員等が行っている場合は「できない」となる。

10　移乗

項目の定義

移乗時の介助の状況を評価する項目である。
ここでいう『移乗』とは、「ベッドから車椅子へ」、「車椅子からベッドへ」、「ベッドからストレッチャーへ」、「ベッドからポータブルトイレへ」等、乗り移ることである。

＜選択肢の判断基準＞

「介助なし」：介助なしで移乗できる。這って動いても、移乗が1人でできる場合も含む。

「一部介助」：患者の心身の状態等の理由から、事故等がないように見守る、あるいは1人では移乗ができないため他者が手を添える、体幹を支える等の一部介助が行われている。

「全介助」：1人では移乗が全くできないために、他者が抱える、運ぶ等の全面的に介助が行われている。

＜判断に際しての留意点＞

患者が1人では動けず、スライド式の移乗用補助具を使用する場合は「全介助」となる。
車椅子等への移乗の際に、立つ、向きを変える、数歩動く等に対して、患者自身も行い（力が出せており）、看護職員等が介助を行っている場合は「一部介助」となる。
医師の指示により、自力での移乗を制限されていた場合は「全介助」とする。
移乗が制限されていないにもかかわらず、看護職員等が移乗を行わなかった場合は「介助なし」とする。

11　口腔清潔

項目の定義

口腔内を清潔にするための一連の行為が1人でできるかどうか、あるいは看護職員等が見守りや介助を行っているかどうかを評価する項目である。

一連の行為とは、歯ブラシやうがい用の水等を用意する、歯磨き粉を歯ブラシにつける等の準備、歯磨き中の見守りや指示、磨き残しの確認等も含む。

口腔清潔に際して、車椅子に移乗する、洗面所まで移動する等の行為は、口腔清潔に関する一連の行為には含まれない。

<選択肢の判断基準>

「介助なし」：口腔清潔に関する一連の行為すべてが1人でできる。

「介助あり」：口腔清潔に関する一連の行為のうち部分的、あるいはすべてに介助が行われている。
患者の心身の状態等の理由から見守りや指示が必要な場合も含まれる。

<判断に際しての留意点>

口腔内の清潔には、『歯磨き、うがい、口腔内清拭、舌のケア等の介助から義歯の手入れ、挿管中の吸引による口腔洗浄、ポピドンヨード剤等の薬剤による洗浄』も含まれる。舌や口腔内のホウ砂グリセリンの塗布、口腔内吸引のみは口腔内清潔に含まない。

また、歯がない場合は、うがいや義歯の洗浄等、口腔内の清潔に関する類似の行為が行われているかどうかに基づいて判断する。

ただし、口腔清潔が制限されていないにもかかわらず、看護職員等による口腔清潔がされなかった場合は、「介助なし」とする。

12　食事摂取

項目の定義

食事介助の状況を評価する項目である。

ここでいう食事摂取とは、経口栄養、経管栄養を含み、朝食、昼食、夕食、補食等、個々の食事単位で評価を行う。中心静脈栄養は含まれない。

食事摂取の介助は、患者が食事を摂るための介助、患者に応じた食事環境を整える食卓上の介助をいう。厨房での調理、配膳、後片付け、食べこぼしの掃除、車椅子への移乗の介助、エプロンをかける等は含まれない。

<選択肢の判断基準>

「介助なし」：介助・見守りなしに1人で食事が摂取できる。また、箸やスプーンのほかに、自助具等を使用する場合も含まれる。食止めや絶食となっている場合は、食事の動作を制限しているとはいえず、介助は発生しないため「介助なし」とする。

「一部介助」：必要に応じて、食事摂取の行為の一部を介助する。また、食卓で食べやすいように配慮する行為（小さく切る、ほぐす、皮をむく、魚の骨をとる、蓋をはずす等）が行われている場合をいう。患者の心身の状態等の理由から見守りや指示が必要な場合も含まれる。

「全介助」：1人では全く食べることができず全面的に介助されている、食事開始から終了までにすべてに介助を要した場合は「全介助」とする。

＜判断に際しての留意点＞

食事の種類は問わず、一般（普通）食、プリン等の経口訓練食、水分補給食、経管栄養すべてをさし、摂取量は問わない。経管栄養の評価も、全面的に看護職員等が行っている場合は「全介助」となり、患者が自立して1人で行った場合は「介助なし」となる。ただし、経口栄養と経管栄養のいずれも行っている場合は、「自立度の低い方」で評価する。

家族が行った行為、食欲の観察は含めない。また、看護職員等が行う、パンの袋切り、食事の温め、果物の皮むき、卵の殻むき等は「一部介助」とする。

セッティングしても患者が食事摂取を拒否した場合は「介助なし」とする。

13　衣服の着脱

項目の定義

衣服の着脱を看護職員等が介助する状況を評価する項目である。衣服とは、患者が日常生活上必要とし着用しているものをいう。パジャマの上衣、ズボン、寝衣、パンツ、オムツ等を含む。

＜選択肢の判断基準＞

「介助なし」：介助なしに1人で衣服を着たり脱いだりしている。また、当日、衣服の着脱の介助が発生しなかった場合をいう。自助具等を使って行っている場合も含む。

「一部介助」：衣服の着脱に一部介助が行われている。例えば、途中までは自分で行っているが、最後に看護職員等がズボン・パンツ等を上げている場合等は、「一部介助」に含む。看護職員等が手を出して介助はしていないが、患者の心身の状態等の理由から、転倒の防止等のために、見守りや指示が行われている場合等も「一部介助」とする。

「全介助」：衣服の着脱の行為すべてに介助が行われている。患者自身が、介助を容易にするために腕を上げる、足を上げる、腰を上げる等の行為を行っても、着脱行為そのものを患者が行わず、看護職員等がすべて介助した場合も「全介助」とする。

＜判断に際しての留意点＞

衣服の着脱に要する時間の長さは判断には関係しない。

通常は自分で衣服の着脱をしているが、点滴が入っているために介助を要している場合は、その介助の状況で評価する。

靴や帽子は、衣服の着脱の評価に含めない。

14　診療・療養上の指示が通じる

項目の定義

指示内容や背景疾患は問わず、診療・療養上の指示に対して、指示通りに実行できるかどうかを評価する項目である

＜選択肢の判断基準＞

「はい」：診療・療養上の指示に対して、指示通りの行動が常に行われている。

「いいえ」：診療・療養上の指示に対して、指示通りでない行動が1回でもみられた。

＜判断に際しての留意点＞

精神科領域、意識障害等の有無等、背景疾患は問わない。指示の内容は問わないが、あくまでも診療・療養上で必要な指示であること、及びその指示が適切に行われた状態で評価することを前提とする。

医師や看護職員等の話を理解したように見えても、意識障害等により指示を理解できない場合や自分なりの解釈を行い結果的に、診療・療養上の指示から外れた行動をした場合は「いいえ」とする。

15　危険行動

項目の定義

患者の危険行動の有無を評価する項目である。

ここでいう「危険行動」は、「治療・検査中のチューブ類・点滴ルート等の自己抜去、転倒・転落、自傷行為」の発生及び「そのまま放置すれば危険行動に至ると判断する行動」を、過去1週間以内の評価対象期間に看護職員等が確認した場合をいう。

＜選択肢の判断基準＞

「ない」：過去1週間以内に危険行動がなかった。　**「ある」**：過去1週間以内に危険行動があった。

＜判断に際しての留意点＞

危険行動の評価にあたっては、適時のアセスメントと適切な対応、並びに日々の危険行動への対策を前提としている。この項目は、その上で、なお発生が予測できなかった危険行動の事実とその対応の手間を評価する項目であり、対策をもたない状況下で発生している危険行動を評価するものではない。対策がもたれている状況下で発生した危険行動が確認でき、評価当日にも当該対策がもたれている場合に評価の対象に含める。

認知症等の有無や、日常生活動作能力の低下等の危険行動を起こす疾患・原因等の背景や、行動の持続時間等の程度を判断の基準としない。なお、病室での喫煙や大声を出す・暴力を振るう等の、いわゆる迷惑行為は、この項目での定義における「危険行動」には含めない。

他施設からの転院、他病棟からの転棟の際は、看護職員等が記載した記録物により評価対象期間内の「危険行動」が確認できる場合は、評価の対象に含める。

C 項目　　手術等の医学的状況

＜C 項目共通事項＞

① 第2章第10部第1節第1款から第11款（医科診療報酬点数表）に掲げる手術を実施した場合、または、経皮的血管内治療として t-PA 療法を実施した場合であって、各項目の定義に該当する場合について評価する項目である。手術等の実施が当該医療機関内であれば、評価の対象場所に含める。

② 第2章第3部（医科診療報酬点数表）に掲げる検査または第9部に掲げる処置に引き続きC項目の定義に該当する手術等を実施した場合は評価の対象となるが、検査または処置のみを実施した場合には評価の対象とはならないものであること。

③ C項目の評価については、医師または看護職員の判断により行われるものであること。

④ 同一入院中の同一日に複数の手術等を実施し、該当項目が複数となる場合は、主たる病名に起因する該当項目で評価を行うこと。

⑤ 同一入院中に複数の手術等を実施し、実施日が異なる場合には、それぞれの手術日から起算して評価が可能であるものであること。ただし、同一疾患に起因した一連の再手術の場合は、初回の手術のみ評価の対象とすること。

⑥ 手術領域が複数にわたる場合には、主たる領域で評価を行うものであること。

⑦ 選択肢の判断基準に示された術当日からの期間については、術当日を含む日数であること。

16　開頭手術

項目の定義

開頭手術は、開頭により頭蓋内に達する方法により手術が行われた場合に評価する項目である。

＜選択肢の判断基準＞
「なし」：当該項目の定義に該当する手術が実施されなかった。及び当該手術当日より7日間を超えた。
「あり」：当該項目の定義に該当する手術が実施され、術当日より7日間以内の期間。
＜判断に際しての留意点＞
穿頭及び内視鏡下に行われた手術は含めない。

17　開胸手術

項目の定義

開胸手術は、胸壁を切開し胸腔に達する方法（胸骨正中切開により縦隔に達するものも含む）により手術が行われた場合に評価する項目である。

<選択肢の判断基準>

「なし」：当該項目の定義に該当する手術が実施されなかった。及び当該手術当日より7日間を超えた。

「あり」：当該項目の定義に該当する手術が実施され、術当日より7日間以内の期間。

<判断に際しての留意点>

胸腔鏡下に行われた手術は含めない。

18　開腹手術

項目の定義

開腹手術は、腹壁を切開し腹腔・骨盤腔内の臓器に達する方法（腹膜を切開せず後腹膜腔の臓器に達する場合を含む）により手術が行われた場合に評価する項目である。

<選択肢の判断基準>

「なし」：当該項目の定義に該当する手術が実施されなかった。及び当該手術当日より4日間を超えた。

「あり」：当該項目の定義に該当する手術が実施され、術当日より4日間以内の期間。

<判断に際しての留意点>

腹腔鏡下に行われた手術は含めない

19　骨の手術

項目の定義

骨の手術は、骨切り若しくは骨の切除・移植を要する手術（指（手、足）の手術は除く）、関節置換・骨頭挿入に係る手術、下肢・骨盤の骨接合に係る手術（指（足）は除く）、脊椎固定に係る手術または骨悪性腫瘍に係る手術が行われた場合に評価する項目である。

<選択肢の判断基準>

「なし」：当該項目の定義に該当する手術が実施されなかった。及び当該手術当日より5日間を超えた。

「あり」：当該項目の定義に該当する手術が実施され、術当日より5日間以内の期間。

20　胸腔鏡・腹腔鏡手術

項目の定義

胸腔鏡・腹腔鏡手術は、胸腔鏡下に胸腔に達する手術（縦隔に達するものも含む）または腹腔鏡下に腹腔・骨盤腔内の臓器に達する手術（後腹膜腔の臓器に達する場合も含む）が行われた場合に評価する項目である。

＜選択肢の判断基準＞
「なし」：当該項目の定義に該当する手術が実施されなかった。及び当該手術当日より 3 日間を超えた。
「あり」：当該項目の定義に該当する手術が実施され、術当日より 3 日間以内の期間。

21　全身麻酔・脊椎麻酔

項目の定義

全身麻酔・脊椎麻酔の手術は、16 から 20 の定義に該当しないもので、全身麻酔下または脊椎麻酔下に手術が行われた場合に評価する項目である。

＜選択肢の判断基準＞
「なし」：当該項目の定義に該当する手術が実施されなかった。及び当該手術当日より 2 日間を超えた。
「あり」：当該項目の定義に該当する手術が実施され、術当日より 2 日間以内の期間。

22　救命等に係る内科的治療の手術

項目の定義

救命等に係る内科的治療は、①経皮的血管内治療、②経皮的心筋焼灼術等の治療、③侵襲的な消化器治療のいずれかの緊急性が高くかつ侵襲性の高い内科的治療を実施した場合に評価する項目である。

＜選択肢の判断基準＞
「なし」：項目の定義に該当する治療が実施されなかった。及び当該治療当日より 2 日間を超えた。
「あり」：項目の定義に該当する治療が実施され、当該治療当日より 2 日間以内の期間。
＜判断に際しての留意点＞
救命等に係る内科的治療に含まれる内容は、各定義及び留意点に基づいて判断すること。

① **経皮的血管内治療**
　【定義】
　　経皮的血管内治療は、経皮的な脳血管内治療、t-PA 療法、冠動脈カテーテル治療、胸部もしくは腹部のステントグラフト挿入術または選択的血管塞栓による止血術が行われた場合に評価する項目である。
　【留意点】
　　検査のみの場合は含めない。
② **経皮的心筋焼灼術等の治療**
　【定義】

経皮的心筋焼灼術等の治療は、経皮的心筋焼灼術、体外ペースメーキング術、ペースメーカー移植術または除細動器移植術が行われた場合に評価する項目である。

【留意点】

ペースメーカー交換術及び除細動器交換術は含めない。また、体外ペースメーキング術については、１入院中に初回に実施した日から２日間までに限り評価を行う項目である。

③ 侵襲的な消化器治療

【定義】

侵襲的な消化器治療は、内視鏡による胆道・膵管に係る治療、内視鏡的早期悪性腫瘍粘膜下層剥離術、肝悪性腫瘍ラジオ波焼灼療法または緊急時の内視鏡による消化管止血術が行われた場合に評価する項目である。

【留意点】

検査のみの場合、内視鏡的早期悪性腫瘍粘膜切除術または内視鏡的ポリープ切除術を実施した場合は含めない。また、緊急時の内視鏡による消化管止血術は、緊急に内視鏡下で消化管止血を実施した場合に評価を行う項目であり、慢性疾患に対して予定された止血術や硬化療法を行った場合、同一病変について１入院中に再止血を行った場合や、内視鏡治療に起因する出血に対して行った場合等は含めない。

※ 参考文献：
『一般病棟用の重症度、医療・看護必要度に係る評価票 評価の手引き』、『平成 30 年度診療報酬改定の概要 医科Ⅰ』
（厚生労働省）

あ行

噯気 ［あいき］
【噯】音 アイ　訓 おくび（げっぷの意）

胃の中のガスが口から外へ出ること。げっぷ。

軋轢音 ［あつれきおん］
【轢】音 レキ　訓 きしる　ひく　ふみにじる

骨折や変形性股関節症などによる骨の剥離（はくり）・変形によって生じる音。

安寧 ［あんねい］
【寧】音 ネイ　訓 やすい　ねんごろ　むしろ

おだやかで安定していること。

罨法 ［あんぽう］
【罨】音 アン・エン　訓 あみ　おおう

身体を部分的に温めたり冷やしたりすることで刺激を与える治療法。

易感染性 ［いかんせんせい］
【易】音 エキ・イ　訓 やさしい

免疫力の低下によってウイルスや細菌に感染しやすくなっている状態。

縊死 ［いし］
【縊】音 イ　訓 くびる　くびれる　くくる

ひも状のものを頸部（けいぶ）にかけて自分の全体重をかけることによって窒息死すること。

胃穿孔 ［いせんこう］
【穿】音 セン　訓 うがつ　ほじる　ほじくる

胃潰瘍などが原因で胃壁に穴があくこと。

溢血 ［いっけつ］
【溢】音 イツ　訓 あふれる　みちる　こぼれる

身体の組織内への出血。

溢乳 ［いつにゅう］
【乳】音 ニュウ　訓 ちち　ち

乳児が哺乳後少量のミルクを吐くこと。

胃瘻 ［いろう］
【瘻】音 ロウ・ル　訓 こぶ

口から摂取できない患者の胃に直接栄養を送るために、体表にあけた瘻孔（ろうこう）のこと。

鬱血 ［うっけつ］
【鬱】音 ウツ　訓 しげる　ふさぐ　さかん

血管内に静脈血がたまってしまっている状態。

鬱滞 ［うったい］
【滞】音 タイ　訓 とどこおる

血液、各臓器からの分泌液、尿などが血管などに詰まってしまうこと。

鬱熱 ［うつねつ］
【熱】音 ネツ　訓 あつい

熱が放散されずに体内にたまった状態。

嬰児 ［えいじ］
【嬰】音 エイ　訓 あかご　めぐる　ふれる

乳児。赤ん坊。

鋭匙 ［えいひ］
【匙】音 シ　訓 さじ

外科的処置の際に使用される器具。スプーンともいう。

会陰 ［えいん］
【会】音 カイ・エ　訓 あう

骨盤の下側を覆う部分で、生殖器と肛門の間。

腋窩 ［えきか］
【窩】音 カ　訓 あな　むろ　いわや　かくす

わきの下。わきの下のくぼんだ部分。

壊死 ［えし］
【壊】音 カイ　訓 こわす　こわれる

組織や細胞が死ぬこと。また、細胞集団、身体の一部が不可逆的に傷害された状態。

壊疽 ［えそ］
【疽】音 ソ・ショ　訓 かさ　はれもの

血流の悪化などで手足などの組織に細菌が感染して腐敗した状態。

嚥下 ［えんげ］
【嚥】音 エン　訓 のむ　のど

飲食物を飲み込むこと。口腔から咽頭、食道を通って胃の噴門にたどり着くまでの過程。

横指 ［おうし］
【横】音 オウ　訓 よこ

患者の身体を調べる時に用いる手指の横幅を指標とする長さの単位。1横指は約1.5cm。

凹足 ［おうそく］
【凹】音 オウ　訓 くぼむ　へこむ　へこます

土踏まずのアーチが極端に高く変形したもの。「ハイアーチ」ともいう。

横紋筋融解症 ［おうもんきんゆうかいしょう］
【紋】音 モン　訓 あや

骨格筋細胞の壊死、融解により、横紋筋の中の成分が血中に流出する疾患。

悪阻 ［おそ（つわり）］
【悪】音 アク・オ　訓 わるい

妊娠初期に出現する「つわり」のこと。

悪露 ［おろ］
【露】音 ロ・ロウ　訓 つゆ

分娩後に排泄される分泌物。

か行

壊血病 ［かいけつびょう］
【壊】音 カイ　訓 こわす　こわれる

ビタミンC欠乏症。出血傾向が主な症状。

疥癬 ［かいせん］
【疥】音 カイ　訓 ひぜん　はたけ　おこり

疥癬虫（ヒゼンダニ）の寄生による皮膚病。皮膚に小丘疹が現れて、強いかゆみを伴う。

咳嗽 ［がいそう］
【嗽】音 ソウ・ソク　訓 くちすすぐ　うがい

咳。咽頭や気管などが刺激を受けて起こる。

蟹足腫 ［かいそくしゅ］
【蟹】音 カイ　訓 かに

ケロイドのこと。外傷や手術などが原因で、傷口が盛り上がり腫瘍になった状態。

蝸牛神経 ［かぎゅうしんけい］
【蝸】音 カ・ラ　訓 かたつむり　にな

内耳神経。内耳にある、聴覚を司る感覚器官。

郭清 ［かくせい］
【郭】音 カク　訓 くるわ

悪性腫瘍切除の際、周辺で関与している可能性のあるリンパ節などの組織を共に切除すること。

喀痰 ［かくたん］
【喀】音 カク　訓 はく

咳をすることによって喀出した痰のこと。

鵞口瘡 ［がこうそう］　【鵞】音 ガ

口腔カンジダによる口腔内感染。口の中に白い斑点状のカビがつく。

脚気 ［かっけ］　【脚】音 キャク・キャ・カク　訓 あし

ビタミンB₁の欠乏で起こる疾患。

喀血 ［かっけつ］　【喀】音 カク　訓 はく

気管、気管支、肺などからの出血があった場合、気道からその血液を喀出すること。

痂皮 ［かひ］　【痂】音 カ・ケ　訓 かさぶた　ひぜん

血液、膿や死んだ皮膚組織が固まった状態のもの。かさぶた。

寛解 ［かんかい］　【寛】音 カン　訓 ひろい　ゆるやか　くつろぐ

症状がほぼ消失し、臨床的に安定している状態のこと。

緩下剤 ［かんげざい］　【緩】音 カン　訓 ゆるい　ゆるやか　ゆるむ

効果が緩やかな下剤のことで、具体的な効果としては、服用から8～12時間後に便意を催す。

鉗子 ［かんし］　【鉗】音 ケン・カン　訓 くびかせ　はさむ

外科手術または処置のための器具。異物や組織をはさむときなどに使う。

乾癬 ［かんせん］　【乾】音 カン　訓 かわく　かわかす

はっきり境界がわかる赤い斑で、表面には鱗屑（りんせつ・皮膚の粉）を伴う。

含嗽 ［がんそう］　【含】音 ガン　訓 ふくむ　ふくめる

うがいのこと。水やうがい薬で、のどや口腔の埃や細菌を除去する。

嵌頓 ［かんとん］　【嵌】音 カン　訓 はめる　ちりばめる　あな

ヘルニアで、腹部の臓器がヘルニア門で締めつけられてもとに戻らなくなった状態。

陥入爪 ［かんにゅうそう］　【爪】音 ソウ　訓 つめ　つま

圧迫や外傷、または先天異常により、爪の角や側面が皮膚にくい込んだ状態。

汗疱 ［かんぽう］　【疱】音 ホウ　訓 もがさ　とびひ

手のひらや足の裏にできる小さな水疱。

蟻走感 ［ぎそうかん］　【蟻】音 ギ　訓 あり　くろ

皮膚の上をアリがはっているかのようなムズムズした感覚。感覚異常。

吃音 ［きつおん］　【吃】音 キツ　訓 どもる　くう　すう

「どもり」のこと。言葉をスムーズに話せない疾病。

亀甲帯 ［きっこうたい］　【亀】音 キ　訓 かめ

包帯の巻き方のひとつ。関節など、屈曲する場所を巻く際に使用される。

丘疹 ［きゅうしん］　【丘】音 キュウ　訓 おか

湿疹などの際によくみられる、少し盛り上がった小さなつぶつぶの発疹。

仰臥位 ［ぎょうがい］
【仰】音 ギョウ・コウ　訓 あおぐ　おおせ

上を向いて寝た状態。あおむけのこと。背臥位（はいがい）ともいう。

蟯虫 ［ぎょうちゅう］
【蟯】音 ギョウ・ジョウ

肛門の周囲に産卵する寄生虫。

季肋部 ［きろくぶ］
【季】音 キ　訓 すえ

上腹部の肋骨弓（ろっこつきゅう）下の部分。

筋弛緩薬 ［きんしかんやく］
【弛】音 シ・チ　訓 ゆるむ　たるむ　たゆむ

脳や脊髄の反射中枢に作用して筋の反射的興奮を抑制、弛緩する薬。

軀幹 ［くかん］
【軀】音 ク　訓 からだ　むくろ

身体。胴体部分のこと。

駆血帯 ［くけつたい］
【駆】音 ク　訓 かける　かる

血液を採取する時に血管を怒張させるために使用するゴム製のひも。

痙咳 ［けいがい］
【痙】音 ケイ　訓 ひきつる

短い咳が連続して起こる痙攣（けいれん）性の咳。

鶏眼 ［けいがん］
【鶏】音 ケイ　訓 にわとり

うおのめ。皮膚の角質層の異常。

憩室 ［けいしつ］
【憩】音 ケイ　訓 いこい　いこう

消化器などの臓器の壁面が拡張することでできる、ポケット状の部屋のようなふくらみ。

痙縮 ［けいしゅく］
【縮】音 シュク　訓 ちぢむ　ちぢまる

筋肉のこわばりが増強して起こる手足のつっぱり。

傾眠 ［けいみん］
【傾】音 ケイ　訓 かたむく　かたむける

強い眠気があり、刺激がないと眠ってしまう状態。

稽留熱 ［けいりゅうねつ］
【稽】音 ケイ　訓 かんがえる　とどめる

腸チフスや髄膜炎などで典型的にみられる熱型で、高熱が長期間続く。

痙攣 ［けいれん］
【攣】音 レン　訓 つる　ひきつる　かかる

筋肉が発作的、不随意に収縮すること。

血液透析 ［けつえきとうせき］
【透】音 トウ　訓 すく　すかす　すける

腎不全の治療法のひとつ。血液中の老廃物、過剰水分などを取り除く。

結紮 ［けっさつ］
【紮】音 サツ　訓 からげる　とどまる

外科手術などで、血流を止めるために血管を縛ること。

血腫 ［けっしゅ］
【血】音 ケツ　訓 ち

内出血によって臓器や組織などに血液がたまって凝固し、はれあがったもの。

か行

血漿 [けっしょう]
【漿】音 ショウ　訓 しる　おもゆ　のみもの

血液中の液体成分（赤血球、白血球、血小板などを除いたもの）。

欠伸 [けっしん（あくび）]
【欠】音 ケツ　訓 かける　かく

あくび。不随意に起きる、深く息を吸う呼吸。

結滞 [けったい]
【結】音 ケツ　訓 むすぶ　ゆう　ゆわえる

脈が一時的に止まるなどして不規則になる状態。

解毒 [げどく]
【解】音 カイ・ゲ　訓 とく　とかす　とける

身体に有害、異質な物質を取り除いて無害な状態にすること。

眩暈 [げんうん（めまい）]
【眩】音 ゲン　訓 くらむ　くらます

めまい。目が回るような感覚の総称。

見当識 [けんとうしき]
【識】音 シキ　訓 しる　しるす

時間、場所、周囲の状況を正しく理解すること。

捲綿子 [けんめんし]
【捲】音 ケン　訓 まく　まくる　めくる

金属の棒に脱脂綿を巻きつけたもの。

鉤 [こう]
【鉤】音 コウ・ク　訓 かぎ　つりばり

外科手術などで、創（そう）を広げるのに使われる器具。

口渇 [こうかつ]
【渇】音 カツ　訓 かわく

水分の不足から口がカラカラに渇くこと。

咬合 [こうごう]
【咬】音 コウ・ヨウ　訓 かむ　かじる

噛み合わせ。その状態により、顎関節症や開口障害など、さまざまな異常の原因になる。

拘縮 [こうしゅく]
【拘】音 コウ　訓 とらえる　とどめる

筋肉、靭帯、関節などが固まって動きにくくなること。

梗塞 [こうそく]
【梗】音 コウ　訓 おおむね　ふさがる　かたい

塞がって通じなくなること。動脈が塞がれてしまい、その先の組織が壊死（えし）を起こすこと。

叩打痛 [こうだつう]
【叩】音 コウ　訓 たたく　はたく　ひかえる

症状の程度を把握するために軽くたたいた時に感じる痛み。

更年期 [こうねんき]
【更】音 コウ　訓 さら　ふける　ふかす

女性の閉経前後の時期。

硬麻 [こうま]
【硬】音 コウ　訓 かたい

硬膜外麻酔（こうまくがいますい）。脊椎硬膜の外腔への局部麻酔法。

絞扼痛 [こうやくつう]
【扼】音 ヤク・アク　訓 おさえる

イレウスや狭心症などで多くみられる、絞めつけられるような痛み。

誤嚥　[ごえん]

【嚥】音 エン　訓 のむ　のど

飲食物を飲み込む際に、誤って気管内に入ること。

枯草熱　[こそうねつ]

【枯】音 コ　訓 かれる　からす

花粉症。植物の花粉を吸い込むことによって起こるアレルギー性鼻炎。

姑息的療法　[こそくてきりょうほう]

【姑】音 コ　訓 しゅうとめ　しゅうと　しばらく

患者の苦痛を少しでも和らげることを目的にして行う治療。対症療法。

骨粗鬆症　[こつそしょうしょう]

【鬆】音 ショウ・ソウ　訓 あらい　ゆるい　す

骨密度や骨量が病的に減少した状態。

骨盤位　[こつばんい]

【盤】音 バン　訓 おおざら　まがる　わだかまる

さかご。胎児が、何らかの原因で頭が下にない状態になること。

昏睡　[こんすい]

【昏】音 コン　訓 くれ　くらい　くらむ

意識を失って眠り込んだ状態。高度の意識障害。

さ行

臍帯　[さいたい]

【臍】音 セイ・サイ　訓 へそ　ほぞ

へその緒。

坐剤　[ざざい]

【坐】音 ザ　訓 すわる　いながら　そぞろに

肛門や腟を通して投与する薬剤。

嗄声　[させい]

【嗄】音 サ　訓 かれる　しわがれる

かすれた声。急性喉頭炎、声帯ポリープ、喉頭がんなどで起きやすい。

挫創　[ざそう]

【挫】音 ザ　訓 くじく　くじける

外部からの強い打撃でできた傷で、傷口が開いている状態。

痤瘡　[ざそう]

【痤】音 サ・ザ　訓 えのこ

面皰（めんぽう）。にきび。

擦過創　[さっかそう]

【擦】音 サツ　訓 する　すれる

すりむいてできた傷。

三叉神経　[さんさしんけい]

【叉】音 サ・シャ　訓 また　さす　こまぬく

脳神経のひとつ。頭部や顔面の知覚・運動を司る。

産褥期　[さんじょくき]

【褥】音 ジョク　訓 しとね

出産の後、身体がもとの状態に戻るまでの時期。

哆開　[しかい]

【哆】音 シ・タ　訓 おおきい　おおくち

縫合した創部が抜糸後に開いてしまうこと。「離開（りかい）」ともいう。

止咳薬　[しがいやく]

【咳】音 ガイ・カイ　訓 せき　しわぶき

咳を抑える薬剤。「鎮咳薬（ちんがいやく）」ともいう。

さ行

糸球体　[しきゅうたい]
【糸】音シ　訓いと

腎臓に数多くある球形をした毛細血管のかたまり。

自己抜去　[じこばっきょ]
【抜】音バツ　訓ぬく　ぬける　ぬかす

患者が、苦痛や不快感から、カテーテル、ドレーンなどを自分で抜いてしまうこと。

自殺念慮　[じさつねんりょ]
【慮】音リョ　訓おもんばかる

うつ病などでみられる、自殺願望の気持ち。

止瀉薬　[ししゃやく]
【瀉】音シャ　訓そそぐ　はく　くだす

下痢を止めるための薬剤。止痢（しり）薬に同じ。

弛張熱　[しちょうねつ]
【弛】音シ・チ　訓ゆるむ　たるむ　たゆむ

37℃以上の熱が持続し、1日のうちで1℃以上の体温変動が伴う熱型。

紫斑　[しはん]
【紫】音シ　訓むらさき

皮下出血により皮膚組織の中に生じる紫色の斑点。

嗜癖　[しへき]
【嗜】音シ　訓たしなむ　たしなみ

アルコール、薬物などの使用をやめられなくなった中毒状態のこと。

嗜眠　[しみん]
【眠】音ミン　訓ねむる　ねむい

意識障害のひとつで、強い刺激を与えなければ覚醒しない状態。

羞明　[しゅうめい]
【羞】音シュウ　訓はじる　はずかしめる

光を受けて目が強く反応し、まぶしく感じること。

絨毛　[じゅうもう]
【絨】音ジュウ

腸や子宮などにある細かい毛のような突起。

腫脹　[しゅちょう]
【脹】音チョウ　訓ふくれる　はれる

炎症、腫瘍、内出血、浮腫などが原因で腫れが出ている状態。

腫瘍　[しゅよう]
【腫】音シュ　訓はれる　はらす

細胞の増殖で生じる病的なかたまりのこと。

腫瘤　[しゅりゅう]
【瘤】音リュウ　訓こぶ　はれもの

生理的にやわらかい組織が硬くなる病的な状態。

漿液　[しょうえき]
【漿】音ショウ　訓しる　おもゆ　のみもの

傷口などから出る、黄色で粘り気の少ない体液。

猩紅熱　[しょうこうねつ]
【猩】音セイ・ショウ　訓あかいろ

A群溶血性レンサ球菌による伝染病。

硝子体　[しょうしたい]
【硝】音ショウ

網膜、毛様体、水晶体に囲まれた部分を満たしているゲル状の物質。

掌蹠 ［しょうせき］
【蹠】音 セキ　訓 あしのうら　ふむ

手のひらや足の裏。掌＝手のひら、蹠＝足の裏のこと。

消息子 ［しょうそくし］
【子】音 シ・ス　訓 こ

食道、尿道、子宮などに差し込んで使用する細い管状の医療器具。

睫毛 ［しょうもう（まつげ）］
【睫】音 ショウ　訓 まつげ

まつげ。4〜8週間程度で生え変わる。

褥瘡 ［じょくそう］
【褥】音 ジョク　訓 しとね

長い間横たわることで、寝具と骨の間で圧迫された皮膚の血行が悪くなり壊死を起こした状態。

止痢薬 ［しりやく］
【痢】音 リ

下痢止め薬のこと。止瀉（ししゃ）薬ともいう。

痔瘻 ［じろう］
【瘻】音 ロウ・ル　訓 こぶ

肛門周囲の皮膚に瘻孔（ろうこう）が生じる疾患。

心窩部痛 ［しんかぶつう］
【窩】音 カ　訓 あな　むろ　いわや　かくす

内臓疾患などが原因となり、みぞおちの辺りに起きる疼痛（とうつう）。

心悸亢進 ［しんきこうしん］
【悸】音 キ　訓 おそれる

心拍数が増加すること。

滲出液 ［しんしゅつえき］
【滲】音 シン　訓 にじむ　しみる

炎症により障害を受けた血管から漏れ出た血液成分からなる液。

振戦 ［しんせん］
【振】音 シン　訓 ふる　ふるう　ふれる

不随意に起こる震え。

塵肺 ［じんぱい、じんはい］
【塵】音 ジン　訓 ちり

粉塵などを長期間吸引し続けることで、肺が機能低下をきたして起こる疾患の総称。

蕁麻疹 ［じんましん］
【蕁】音 ジン・タン　訓 はなすげ　いらくさ

アレルギーなどで皮膚に発赤、発疹などがみられかゆみを伴う状態。

水痘 ［すいとう］
【痘】音 トウ　訓 もがさ

ウイルス性の感染症。発熱と発疹が現れ、水疱が生じる。

水疱 ［すいほう］
【疱】音 ホウ　訓 もがさ　とびひ

表皮内、表皮下に漿（しょう）液がたまる発疹の一種。

清拭 ［せいしき］
【拭】音 ショク・シキ　訓 ふく　ぬぐう

入浴できない人の身体を拭いて清潔に保つ方法。

生食ロック ［せいしょくろっく］
【生】音 セイ・ショウ　訓 いきる　うまれる

ヘパリンの代わりに生理食塩水のみを注入すること。

さ行

喘鳴 ［ぜんめい］
【喘】音 ゼン・セン　訓 あえぐ　せく

吸気時に、聴診器なしで「ヒュー」「ゼー」などの音が聞かれる状態。

癤 ［せつ］
【癤】音 セツ・セチ　訓 かさ

黄色ブドウ球菌が主体の化膿球菌が侵入することで生じる、化膿性炎症を伴う毛包性膿皮症。

舌圧子 ［ぜつあつし］
【舌】音 ゼツ　訓 した

口腔内を観察するために舌を圧迫する器具。

鑷子 ［せっし］
【鑷】音 ジョウ・セツ　訓 けぬき　ぬく

ピンセットのこと。「ピンセット」はオランダ語由来。

舌苔 ［ぜったい］
【苔】音 タイ　訓 こけ

舌表面に生じる苔状のもので、上皮細胞や細菌、食べ物のかすなどがたまったもの。

穿孔 ［せんこう］
【孔】音 コウ　訓 あな　はなはだ

臓器などに完全に穴があくこと。

穿刺 ［せんし］
【刺】音 シ　訓 さす　ささる

臓器、骨髄などに針を刺して内容物（組織、体液など）を採取すること。

尖足 ［せんそく］
【尖】音 セン　訓 とがる　するどい

つま先が伸びた状態に変形した足の形。立っても、かかとが床につかない状態。

疝痛 ［せんつう］
【疝】音 セン　サン　訓 せんき

腹部の激しい痛み。

蠕動 ［ぜんどう］
【蠕】音 ゼン・ジュ　訓 うごく　うごめく

消化管が食物を口から肛門へ向かって送るための運動。

譫妄 ［せんもう］
【譫】音 セン　訓 たわごと　うわごと

軽度または中等度の意識混濁と同時に活発な精神行動（幻想、妄想など）が生じて興奮する状態。

躁鬱 ［そううつ］
【鬱】音 ウツ　訓 しげる　ふさぐ　さかん

感情の障害。統合失調症とともに二大精神病とされる。

創傷 ［そうしょう］
【創】音 ソウ　訓 つくる

皮膚皮下組織・粘膜などの損傷。

掻爬 ［そうは］
【爬】音 ハ　訓 かく　はう

体表面・体腔表面の組織をかき取ること。

掻痒 ［そうよう］
【掻】音 ソウ　訓 かく

かゆみ。かゆいところをかくこと。

側臥位 ［そくがい］
【側】音 ソク　訓 がわ

横向きに寝た体勢、状態。

足蹠 [そくしょ] ※「そくせき」の慣用読み	【蹠】音 セキ　訓 あしのうら　ふむ

足の裏。足底。

塞栓 [そくせん]	【塞】音 サイ・ソク　訓 ふさぐ　ふさがる

異物、血栓などが血管に詰まり、部分的あるいは完全に閉塞した状態。

粟粒結核 [ぞくりゅうけっかく]	【粟】音 ゾク・ショク・ソク　訓 あわ　もみ

重症結核のひとつ。全身のさまざまな臓器に結核が広がった状態。

鼠径部 [そけいぶ]	【鼠】音 ソ・ショ・ス　訓 ねずみ

太ももの付け根部分。

咀嚼 [そしゃく]	【嚼】音 シャク　訓 かむ

食べ物をよく噛み砕いて唾液と混ぜ合わせること。

側管 [そっかん]	【側】音 ソク　訓 がわ

三方活栓など注入用の栓から注入すること。

た行

帯下 [たいげ]	【帯】音 タイ　訓 おびる　おび

おりもの。女性性器からの分泌物。

堕胎 [だたい]	【堕】音 ダ　訓 おちる　こぼつ

胎児を人為的に母体の外へ排除すること。人工妊娠中絶。

脱疽 [だっそ]	【脱】音 ダツ　訓 ぬぐ　ぬげる

皮膚や皮下組織の一部が死滅した状態。壊疽（えそ）ともいう。

炭疽 [たんそ]	【疽】音 ソ・ショ　訓 かさ　はれもの

４類感染症。炭疽菌による感染症。元来は家畜の疾患。

鎮咳薬 [ちんがいやく]	【鎮】音 チン　訓 しずめる　しずまる

咳を鎮めるための薬。止咳薬（しがいやく）ともいう。

陳旧性 [ちんきゅうせい]	【陳】音 チン　訓 つらねる　のべる　ひねる

発症から時間が経過し、慢性期に移った状態。

鎮痙薬 [ちんけいやく]	【痙】音 ケイ　訓 ひきつる

平滑筋の痙攣（けいれん）を抑制するための薬。

対麻痺 [ついまひ]	【対】音 タイ・ツイ　訓 むかう　つれあい

両下肢に対称的に起こる運動麻痺。

剃毛 [ていもう]	【剃】音 テイ　訓 そる

手術前に毛を剃ること。手術部位の清潔が目的。

摘便 [てきべん]	【摘】音 テキ　訓 つむ

便秘の際の対処法のひとつ。人差し指で腸の中から便を出すこと。

た行

天然痘　[てんねんとう]
【痘】音 トウ　訓 もがさ

痘瘡（とうそう）ウイルスの感染により起こる悪性の伝染病。

天疱瘡　[てんぽうそう]
【瘡】音 ソウ・ショウ　訓 かさ　くさ　きず

皮膚や粘膜に水疱が多発し、これが破れてびらんを形成する疾患。

盗汗　[とうかん]
【盗】音 トウ　訓 ぬすむ

寝汗。睡眠中に汗をかくこと。

套管針　[とうかんしん]
【套】音 トウ　訓 かさねる　おおい

体腔、管腔臓器を穿刺（せんし）してカニューレやチューブを挿入するための器具。

凍瘡　[とうそう]
【凍】音 トウ　訓 こおる　こごえる

しもやけ。身体の組織の凍結を伴わない凍傷。

痘瘡　[とうそう]
【痘】音 トウ　訓 もがさ

天然痘（てんねんとう）のこと。

吐瀉　[としゃ]
【瀉】音 シャ　訓 そそぐ　はく　くだす

嘔吐と下痢。

怒張　[どちょう]
【怒】音 ド　訓 いかる　おこる

血流が何らかの原因によって遮断された結果、血管が腫れたり、膨れたりする状態を指す。

呑気症　[どんきしょう]
【呑】音 ドン・トン　訓 のむ

意識せずに空気を飲み下していることが原因で胃腸障害を起こすこと。空気嚥下症。

頓服　[とんぷく]
【頓】音 トン　訓 ぬかずく　とどまる

定期的に薬を飲むのではなく、症状がある時にだけ薬を飲むこと。

な行

喃語　[なんご]
【喃】音 ナン・ダン　訓 しゃべる　のう

乳児が発するまだ言葉にならない音声。

軟性下疳　[なんせいげかん]
【疳】音 カン

軟性下疳菌による感染症。性行為によって感染する。

肉芽　[にくが]
【芽】音 ガ　訓 め

組織が何らかの損傷を受けた際に、防御や修復に重要な役割を果たす新生組織のこと。

尿瘻　[にょうろう]
【瘻】音 ロウ・ル　訓 こぶ

尿管と腸の間にできた異常な通路。尿にガスがみられる症状を呈する。

捻挫　[ねんざ]
【捻】音 ネン　訓 ねじる　ひねる

手や足の関節に無理な力が加わり、関節包や靱帯などに生じる軽度の損傷。

粘稠　[ねんちゅう]
【稠】音 チュウ・チョウ　訓 おおい　しげる

液体などが、密度が濃くて、粘り気のある状態をいう。

捻髪音 ［ねんぱつおん］
【髪】音 ハツ　訓 かみ

肺の聴診で聞かれる、髪をすり合わせたようなチリチリとした断続音。

膿痂疹 ［のうかしん］
【痂】音 カ・ケ　訓 かさぶた　ひぜん

ブドウ球菌、連鎖球菌の感染により起こる皮膚の化膿性病変。「とびひ」のこと。

嚢腫 ［のうしゅ］
【嚢】音 ノウ・ドウ　訓 ふくろ

袋状になって中には分泌物が貯留する腫瘍の一種。

脳振盪 ［のうしんとう］
【盪】音 トウ　訓 あらう　うごく　うごかす

頭部に衝撃を受け一時的に意識障害が起きるが、回復後は後遺症が残らない外傷性脳障害。

嚢胞 ［のうほう］
【胞】音 ホウ　訓 はら

周囲を組織で囲まれた、袋状の腫瘤（しゅりゅう）。

膿疱 ［のうほう］
【疱】音 ホウ　訓 もがさ　とびひ

発疹の一種。皮膚が隆起し内部に壊死した白血球などがたまった状態。

膿盆 ［のうぼん］
【盆】音 ボン　訓 はち

そら豆のような形をしたステンレス製のトレイ。

脳梁 ［のうりょう］
【梁】音 リョウ　訓 はし　はり　うつばり

左右の大脳半球の間にある縦裂底部にあり、両半球の皮質を結ぶ束状の線維。

徘徊 ［はいかい］
【徊】音 カイ　訓 さまよう

目的もなく歩き回る状態。心因性、精神病性、意識障害、認知症によるものなどに大別できる。

麦穂帯 ［ばくすいたい］
【穂】音 スイ　訓 ほ

包帯の巻き方。たすきがけのように巻き、関節に用いられることが多い。

白癬 ［はくせん］
【癬】音 セン　訓 たむし　ひぜん

皮膚糸状菌による疾患のひとつ。いわゆる「水虫」もこのひとつ。

跛行 ［はこう］
【跛】音 ハ・ヒ　訓 かたよる

正常な歩行を維持できない状態。偏った歩行のこと。

播種 ［はしゅ］
【播】音 ハ・バン　訓 まく　しく

がん細胞や感染ウイルスが、局所またはリンパ節で増殖した後、血流により全身に広がること。

抜去 ［ばっきょ］
【抜】音 バツ　訓 ぬく　ぬける　ぬかす

歯や点滴チューブなどを抜き去ること。

鼻茸 ［はなたけ］
【茸】音 ジョウ　訓 きのこ　たけ　しげる

副鼻腔炎、アレルギー性鼻炎などにより、鼻腔内粘膜に生じる腫瘍。

瘢痕 ［はんこん］
【瘢】音 ハン　訓 きず　きずあと　そばかす

やけどや外傷、潰瘍などが治った後に残る傷あと。

は行

半座位　[はんざい]
【半】音ハン　訓なかば

上体を 15〜45 度起こした体位。

汎発性　[はんぱつせい]
【汎】音ハン　訓ひろい　うかぶ　あふれる

病変が広範囲にわたって出現すること。

粃糠疹　[ひこうしん]
【粃】音ヒ　訓しいな　くずごめ　わるい

糠のように細かな鱗屑（りんせつ）のできる皮膚病変。

被曝　[ひばく]
【曝】音バク・ホク　訓さらす　さらける

人体が放射線にさらされること。

氷嚢　[ひょうのう]
【嚢】音ノウ・ドウ　訓ふくろ

氷と水を入れて、患部を冷やす袋。

糜爛　[びらん]
【糜】音ビ　訓かゆ　ただれる　ほろびる

壊死（えし）に基づく組織の欠損で、真皮に及ばないもの。ただれ。

披裂　[ひれつ]
【披】音ヒ　訓ひらく

組織や骨の欠損。

風疹　[ふうしん]
【風】音フウ・フ　訓かぜ・かざ

風疹ウイルスによる発疹性の急性伝染病。いわゆる「みっかばしか」。

不感蒸泄　[ふかんじょうせつ]
【蒸】音ジョウ　訓むす　むれる　むらす

発汗を含まない皮膚・肺からの水分の蒸発。

腹腔鏡　[ふくくうきょう]
【腔】音コウ・クウ　訓から　からだ

腹部の皮膚に小さな孔をあけ、腹腔内に挿入される内視鏡器具。

浮腫　[ふしゅ]
【浮】音フ　訓うく　うかれる　うかぶ

皮下組織の間隙、腹腔、胸腔など体内のあらゆる部位に水分が貯留した状態。

不定愁訴　[ふていしゅうそ]
【愁】音シュウ　訓うれえる　うれい

頭重、疲労感、不眠など漠然とした自覚症状があるが、検査をしても原因がみつからないもの。

吻合　[ふんごう]
【吻】音フン　訓くちびる　くちさき

①樹枝状に分岐した血管や神経などが、その末梢で再び連絡枝を通して交通する状態。あるいはその連絡枝。
②病的に消化管、血管などが相互に交通した状態。
③手術によって消化管、血管などをつなぐこと。＝吻合術

粉瘤　[ふんりゅう]
【粉】音フン　訓こ　こな

半球状に盛り上がった腫瘍で、多くは顔、頭、背部に生じる。

娩出　[べんしゅつ]
【娩】音ベン　訓うむ

胎児を産み出すこと。

胼胝　［べんち（たこ）］

【胼】音 ヘン　訓 たこ　あかぎれ

たこ。皮膚の角質層が肥厚した状態。

萌出遅延　［ほうしゅつちえん］

【萌】音 ボウ・ホウ　訓 めぐむ　めばえ

歯の生える時期が遅れること。

疱疹　［ほうしん］

【疱】音 ホウ　訓 もがさ　とびひ

小水疱や小膿疱が群がっている状態。ヘルペス。

膨瘤　［ぼうりゅう］

【膨】音 ボウ　訓 ふくらむ　ふくれる

皮膚、粘膜などの局所的なふくらみ。

母趾　［ぼし］

【趾】音 シ　訓 あし　あと　ねもと

足の第一指。

発赤　［ほっせき・はっせき］

【発】音 ハツ・ホツ　訓 はなつ　たつ

皮膚や粘膜が毛細血管の拡張により、一時的に赤色をおびて見える症状。

補綴　［ほてつ］

【綴】音 テイ・テツ　訓 つづる　とじる

う蝕などによる歯の欠損を、金属冠、継続歯、義歯などで補い、機能を回復すること。

ま行

麻疹　［ましん］

【麻】音 マ　訓 あさ

麻疹ウイルスによる赤い発疹を呈する急性伝染性疾患。いわゆる「はしか」。

満月様顔貌　［まんげつようがんぼう］

【貌】音 ボウ　訓 かたち

グルココルチコイドの過剰による脂肪沈着により、満月のように丸くなった顔の様子。

水疱瘡　［みずぼうそう］

【疱】音 ホウ　訓 もがさ　とびひ

水痘・帯状疱疹ウイルスの感染により発症する。急性伝染病のひとつ。

味蕾　［みらい］

【蕾】音 ライ　訓 つぼみ　つぼむ

味覚の末梢器官。主に舌の上部粘膜に存在する。

綿球　［めんきゅう］

【綿】音 メン　訓 わた

脱脂綿やガーゼを球状に丸めたもの。

面疔　［めんちょう］

【疔】音 チョウ　訓 かさ　できもの

顔面にできた疔。額、鼻、口の周囲にできることが多い。

面皰　［めんぽう（にきび）］

【皰】音 ホウ　訓 にきび　もがさ

毛穴の中に皮脂がたまった状態。いわゆる初期の「にきび」。

蒙古斑　［もうこはん］

【蒙】音 モウ・ボウ　訓 くらい　おおう

乳幼児の下半身背部にみられる淡青色、灰青色、深青色の色素斑。

毛嚢　［もうのう］

【嚢】音 ノウ・ドウ　訓 ふくろ

毛根を包んで保護している鞘（さや）状の組織。

ま行

毛様体 [もうようたい] 　　【様】音 ヨウ　訓 さま

虹彩（こうさい）と脈絡膜の間にある帯状の組織。

や行

夜啼症 [やていしょう] 　　【啼】音 テイ　訓 なく

「夜泣き」のこと。小児にみられる神経症の一種。

疣贅 [ゆうぜい（いぼ）] 　　【疣】音 ユウ　訓 いぼ

いぼのこと。大半はウイルスの感染によって起こる。

痒疹 [ようしん] 　　【痒】音 ヨウ　訓 かゆい　かさ　やむ　やまい

激しいかゆみを伴った、慢性あるいは再発性の丘疹、もしくは、じんましん様小結節。

羊水 [ようすい] 　　【羊】音 ヨウ　訓 ひつじ

羊膜腔を満たす液体。胎児および臍帯（さいたい）への圧迫を防ぐ。

ら行

落屑 [らくせつ] 　　【屑】音 セツ　訓 くず　いさぎよい

皮膚にできた鱗屑（りんせつ）がはがれ落ちる現象。

離被架 [りひか] 　　【架】音 カ　訓 かける　かかる

布団が患部に直接触れないように支える枠。

流涎 [りゅうぜん] 　　【涎】音 セン・エン・ゼン　訓 よだれ

よだれを流すこと。

鱗屑 [りんせつ] 　　【鱗】音 リン　訓 うろこ

皮膚の角化異常などにより表皮の角質細胞が肥厚し、剥がれ落ちたもの。

淋病 [りんびょう] 　　【淋】音 リン　訓 さびしい　したたる

淋菌によって起こる性感染症の一種。

羸痩 [るいそう] 　　【羸】音 ルイ　訓 やせる　つかれる　よわる

脂肪組織や筋肉の減少によって、体重が標準体重よりも−10%以下に減少した状態。

類鼾音 [るいかんおん] 　　【鼾】音 カン　訓 いびき

胸部聴診で聴取される副雑音の一種で、鼾（いびき）に似たガーガーという低音性連続性ラ音。

轢創 [れきそう] 　　【轢】音 レキ　訓 きしる　ひく　ふみにじる

車輪やタイヤでひかれた時の損傷。

攣縮 [れんしゅく] 　　【攣】音 レン　訓 つる　ひきつる　かかる

筋肉に単一の刺激を与えた時起こる、短い一過性の収縮。

瘻孔 [ろうこう] 　　【瘻】音 ロウ・ル　訓 こぶ

体内のある部分と別の場所とで、もともと行き来のないところにできたトンネル状の道のこと。

わ行

弯(湾)曲爪 [わんきょくそう] 　　【爪】音 ソウ　訓 つめ　つま

巻き爪。爪の縁の両側が激しく弯曲して、くい込んでいる状態。